일지 자연치유 건강법 2

국민대세 심신 건강법
발끝치기

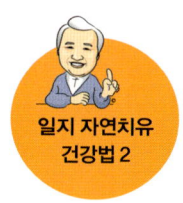

일지 자연치유
건강법 2

국민대세 심신 건강법

발끝치기

일지 이승헌 지음

한문화

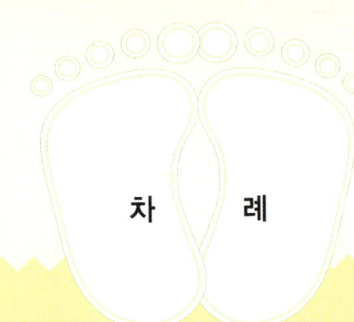

차례

머리말 자연스러움으로 돌아가는 첫걸음　6

1. 발끝치기, 이렇게!　12
　　발끝치기 동작 익히기　14
　　　　발끝치기 동작을 동영상으로 볼 수 있는 세 가지 방법　15
　　　　발끝을 벌렸다 모았다 톡톡　16
　　　　앉아서 하는 발끝치기　18
　　　　누워서 하는 발끝치기　19
　　　　의자에 앉아서 하는 발끝치기　22
　　　　발끝치기를 처음 할 때 유의할 점　25

2. 발끝치기를 하면 왜 좋아질까?　26
　　발끝치기의 건강 원리와 효과　28

3. 발끝치기의 효과를 높이는 동작　40
　　준비 동작 _ 발끝 당기기·발끝 밀기　42
　　　　누워서 고관절 풀기　44　　요추 교정하면서 고관절 풀기　45
　　보강 동작 _ 제기차기　46　　안으로 차는 발손치기　48　　밖으로 차는 발손치기　50
　　활용 동작 _ 도리도리 잼잼 발끝치기　52

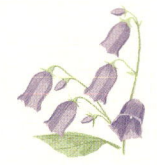

4. 발끝치기로 건강을 되찾은 사람들　54

　젊은 시절보다 더 좋아진 시력 _ 장준봉　56
　열흘 만에 혈당 수치가 정상으로 돌아오다 _ 박미숙　60
　피로감을 떨치고 일할 수 있는 비결 _ 김창환　61
　다리 통증과 우울감이 사라지다 _ 우영심　62
　십여 년을 함께해온 기운찬 운동 _ 권대한　63
　20대 때보다 훨씬 좋아진 40대 체력 _ 정영일　65
　자장가처럼 나를 재워준 발끝치기 _ 김하선　66
　내 몸을 믿게 해준 신통한 운동 _ 김효중　68

5. 발 건강법　70

　머리와 심장에서 가장 먼 발 건강을 위하여　72
　　발 마사지　73
　발바닥 신경 자극하기　75
　　한 발 앞으로 들기　77　한 발 뒤로 들기　78　한 발 옆으로 들기　79
　　앞으로 다리 접고 한 발로 중심 잡기　80
　　뒤로 다리 접고 한 발로 중심 잡기　81

6. 발끝치기 Q&A　82

책의 오른쪽 페이지 모퉁이를 잡고 책 전체 페이지를 주르륵 넘기면
발끝치기 동작이 움직이듯 이어집니다.

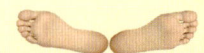

머리말

자연스러움으로 돌아가는 첫걸음

우리는 왜 운동을 할까? 운동하면 건강해진다고 믿기 때문이다. 그럼 운동을 하면 왜 건강해질까? 체중이 줄고, 근육은 늘고, 혈액순환이 잘 되니까 건강해진다고 말할 수 있을 것이다. 그러나 그보다 더 본질적인 이유는 우리 몸의 '자연치유력'에 있다.

자연치유력은 생명을 유지하기 위해 생체 작용의 균형을 회복하는 힘이다. 우리 몸에서 일어나는 수많은 생체 작용은 심신의 전체적인 균형 속에 그 기능을 유지한다. 그러나 몸의 안팎에서 끊임없이 주어지는 자극들로 인해 인체의 균형은 늘 위태롭게 흔들린다. 이 같은 자극으로부터 안정되게 생체 질서를 지키고, 무너진 균형을 회복하려는 힘이 인체의 생명 시스템 속에 자연적으로 입력돼 있다.

운동을 해서 건강이 좋아지는 이유는 운동을 함으로써 자연치유력이 활발하게 작용하는 환경을 만들기 때문이다. 약을 먹고 병이 낫는 이유 또한 자연치

유력이 질병에 맞서 힘껏 방어할 수 있도록 약이 지원하는 역할을 하기 때문이다. 만약 우리 몸에 자연치유력이 없다면 약을 아무리 많이 먹어도 병이 나을 리 없다.

건강하다는 것은 자연치유력이 적절히 작용하여 심신의 균형을 잘 조절하는 상태이다. 당연한 말이지만, 자연치유력은 우리 몸과 마음에 모두 작용한다. 육체와 정신, 몸과 뇌가 뫼비우스의 띠처럼 안팎이 따로 없는 하나의 네트워크로 돌아간다는 사실을 우리는 잘 알고 있다. 그럼에도 자연치유력을 정신 작용과 연결해 인식하는 경우는 거의 없는 듯하다.

자연치유력은 몸의 건강뿐 아니라 정신의 건강을 위해서도 우리가 더 깊이 이해하고 적용해야 할 개념이다. 건강을 위해 운동하다 보면 마음에 활력이 생기고 뭔가 해보려는 의욕도 커지는 것을 경험해 보았을 것이다. 우울증 환자는

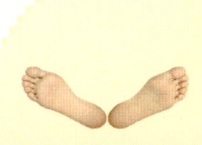

의사에게 운동처방을 받는다. 자연치유력에 대해 우리가 좀더 깊이 이해할 수 있다면 이를 바탕으로 올바른 심신 건강법들을 더 많이 찾아내고 활용할 수 있을 것이다.

하지만 이보다 더 중요한 것은 건강에 대한 우리 자신의 의식을 변화시키는 것이다. 건강관리를 위한 헬스 상품과 의료 상품이 넘쳐나고, 운동도 의료도 전문가에게 의존하도록 만드는 시스템에서 보듯, 건강은 이미 개인이 비용을 치르고 구매해야 하는 값비싼 상품이 되어버렸다.

내 건강이고 내 삶인데, 스스로 건강관리의 주체가 되지 못하면 나중에 죽음에 임박했을 때 자연사 할 권리조차 지키지 못할지도 모른다. 지금의 의료 체계 속에서는 내가 내 건강의 주체라는 인식을 분명히 하고 일찌감치 대비해 두지 않으면, 손쓸 겨를 없이 생명유지 장치에 결박당한 채 삶도 죽음도 선택할 수 없게 된다.

지금의 의료 체계는 자연치유력에 대한 심각한 이해 부족에서 비롯한 문제점들을 잔뜩 끌어안고 있다. 이는 개인의 통찰과 노력으로 극복할 수 있는 정도의 문제가 아니다. 사회 차원의 논의를 통해 진정한 생명 존중이 무엇인지 성찰하고, 이를 실현하는 의료 체계로 바꿀 방법을 찾아야 한다.

개인 차원에서 통찰할 부분은 몸에 대한 이해이다. 자연치유가 어떻게 가능한지 세세히 알기는 어렵지만, 자연치유의 큰 원리를 이해하면 자연치유력을 키우는 생활습관이 어떤 것인지 더욱 주의를 기울일 것이다. 내 건강은 내가 스스로 지킨다는 자신감은 삶에 대한 태도의 변화로 이어진다. 몸과 정신이 하나이듯, 건강과 행복도 같은 의식에서 나온다.

    운동을 하거나, 좋은 음악을 듣거나, 기분 좋은 생각을 하면 건강해지고 행복해진다. 이런 작용을 가능하게 하는 인체 시스템의 중심에 자연치유력이 있다. 자연치유력은 본래 있는 것이기에 이를 살리는 데 달리 특별한 방법을 쓸

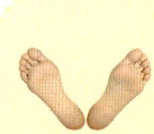

필요가 없다. 비용을 들여야 할 이유도 없다. 이미 갖춰져 있는 시스템이므로 이를 방해하거나 손상시키지만 않으면 된다. 그러면 자연스럽게 건강을 지키고 행복을 키우는 활동이 내 안에서 일어난다.

나는 이것이 세상의 모든 지식 중에서 가장 중요한 것이라고 생각한다. 그래서 지난 30년 동안 자연치유력을 키우는 수많은 방법을 개발하고 보급하는 일에 전념했다.

지금도 나는 사람들에게 이를 전달할 수 있는 더 나은 방법을 찾고 있고, 이 책 역시 그러한 방법 중의 하나이다. 앞으로 자연치유를 주제로 삼아 다양한 건강법들을 한 권씩 소개할 예정인데, 먼저 내는《접시돌리기》와《발끝치기》는 30여 년 전에 개발하여 지금까지 수많은 사람들의 건강을 지켜온 대표적인 운동법이다.

두 동작의 공통점은 배울 필요가 없을 만큼 간단하면서도 운동 효과가 매우

크다는 것이다. 비용이 들지 않고, 도구도 필요 없고, 시간과 장소의 구애 없이 언제 어디서든 잠깐이면 할 수 있고, 몸 상태에 상관없이 누구나 쉽게 하면서 효과는 아주 좋은 건강법. 그것이 '접시돌리기'와 '발끝치기'다.

책에는 이 동작에 대한 세세한 설명을 담았지만, 실제로 사람들에게 전할 때 내가 강조하는 것은 정확한 동작이나 운동 효과가 아니다. 동작에 매이지 말고 자연스럽게 하라는 것이다. 자연스럽게 움직이면서 몰입하다 보면 기운을 타게 되고, 기운 속에서 자신에게 필요한 심신의 변화를 체험하게 된다.

　자연치유력이 알아서 하도록 내 몸을 믿고 움직이는 것. 그것이 자연스러움으로 돌아가는 첫걸음이다.

4347(2014)년 9월

일지 이승헌

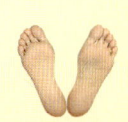

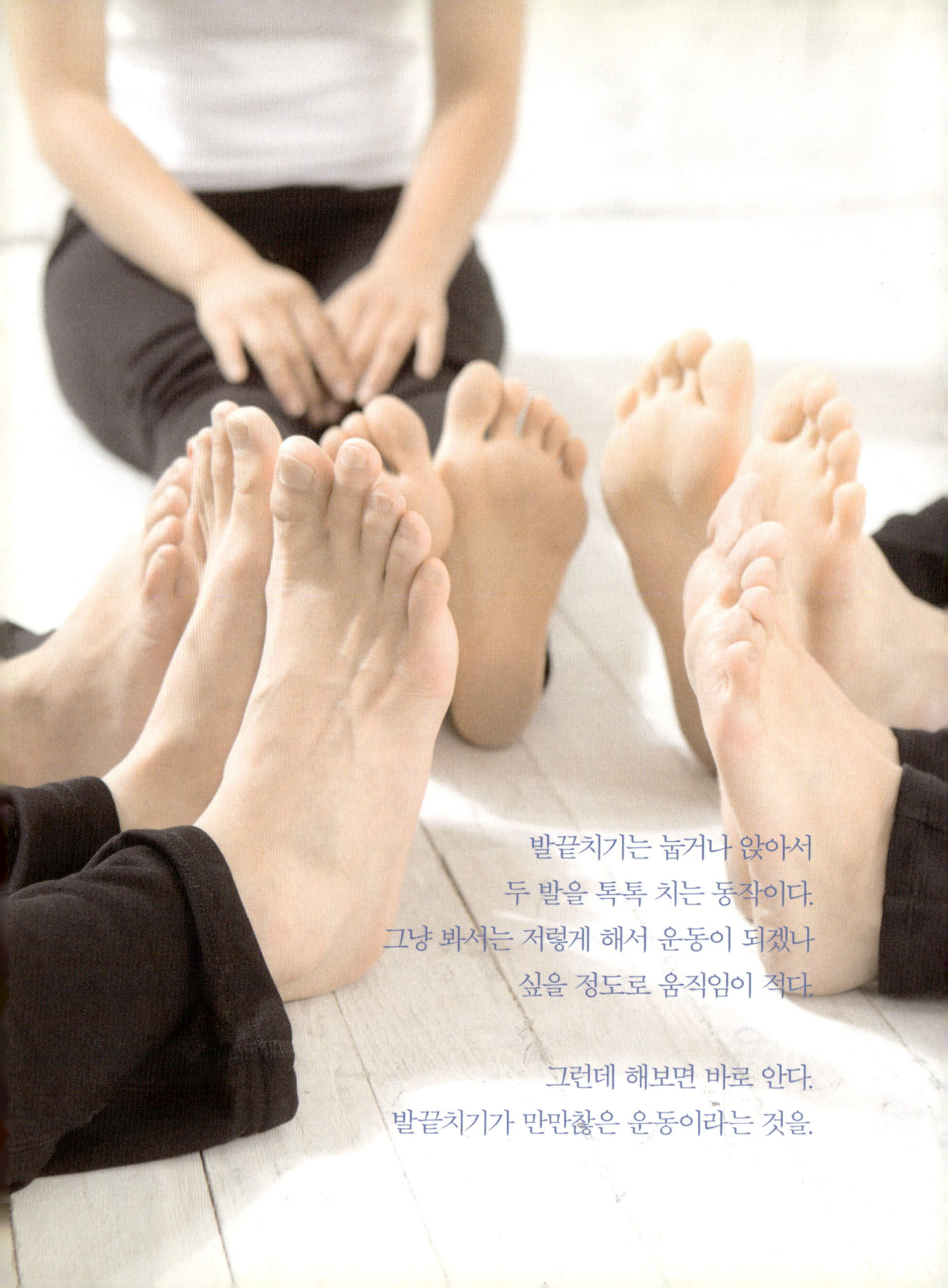

발끝치기는 눕거나 앉아서
두 발을 톡톡 치는 동작이다.
그냥 봐서는 저렇게 해서 운동이 되겠나
싶을 정도로 움직임이 적다.

그런데 해보면 바로 안다.
발끝치기가 만만찮은 운동이라는 것을.

1
발끝치기, 이렇게!

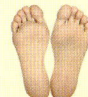

발끝치기 동작 익히기

발끝치기는 눕거나 앉아서 두 발을 톡톡 치는 동작이다. 그냥 봐서는 저렇게 해서 운동이 되겠나 싶을 정도로 움직임이 적다. 그런데 해보면 바로 안다. 발끝치기가 만만찮은 운동이라는 것을.

발끝치기를 처음 하는 사람은 최소 기준치인 1분에 120회를 멈추지 않고 한 번에 하는 것도 쉽지 않다. 꾸준히 해서 단련이 되면 한번에 3~5분, 횟수로는 300~500회 정도는 거뜬히 할 수 있다.

이 간단한 동작이 가진 운동 효과는 더더욱 놀랍다. 발끝치기는 동력을 전달하는 실린더 기능을 한다. 두 다리가 원통의 실린더가 되어 일정하게 계속 움직이는 동안 관절과 근육, 신경과 경락이 열에너지를 공급 받아 전체 기능이 향상된다.

발끝치기 동작을 동영상으로 볼 수 있는 세 가지 방법

1. 지면 동영상 : 책의 오른쪽 페이지 아래쪽 모퉁이에 발 그림이 하나씩 들어가 있다. 이 부분을 잡고 책 전체 페이지를 주르륵 넘기면 발끝치기 동작이 움직이듯이 이어진다. 학창 시절에 교과서 한쪽 모퉁이에 동작이 조금씩 달라지는 그림을 그려 넣고는 선생님 몰래 짝꿍과 넘겨보며 키득거리던 추억을 떠올리며 즐겨보시길.

2. 인터넷 동영상 : 이 QR코드를 스마트폰 앱(QR코드를 스캔하여 정보 페이지를 보여주는 애플리케이션)에 비추면 발끝치기 동영상을 볼 수 있는 웹페이지로 연결한다.

3. 인터넷 웹사이트 www.dahnworld.com 에 가서 상단 메뉴 '뉴스' 중 '단TV'를 클릭하면 발끝치기 동영상을 비롯해 여러 방송 프로그램에서 소개한 영상을 볼 수 있다.

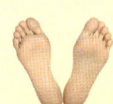

발끝을 벌렸다 모았다 톡톡

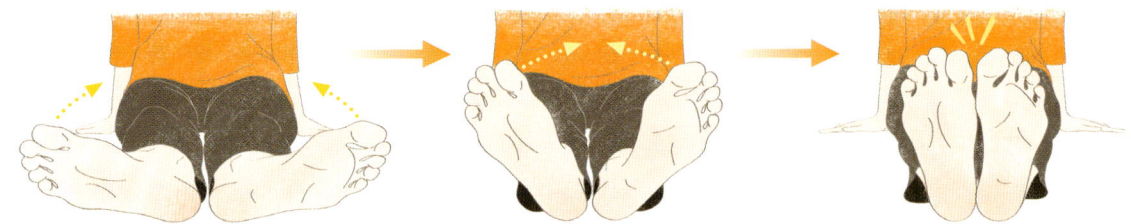

발끝치기 하는 방법

양발 뒤꿈치를 붙이고
- - - - - - - - - - - - - - - -

발을 벌렸다가 모으며 톡톡
- - - - - - - - - - - - - - - -

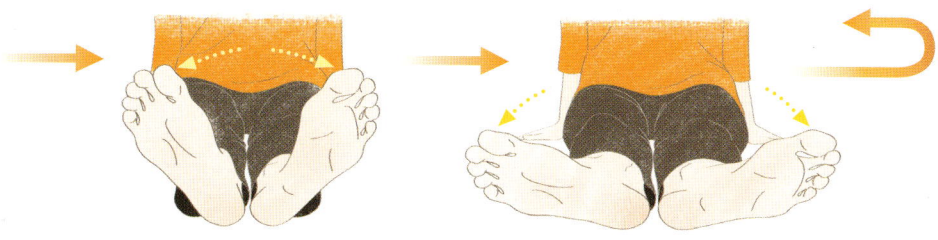

발끝치기의 효과

- 고관절 주변 근육과 인대를 강화하고 척추와 골반을 바로잡아 몸 전체의 균형을 맞춘다.
- 허벅지와 종아리 근육을 강화함으로써 심장의 부담을 줄여주고, 원활한 혈액순환을 돕는다.
- 빠른 시간 안에 몸 전체의 온도를 고루 높인다.
- 고관절을 지나는 6개의 경락 흐름을 좋게 하여 관련 장기들의 기능을 개선한다.
- 하단전을 강화하고, 전신의 기혈순환을 원활하게 한다.

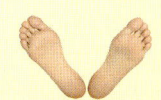

앉아서 하는 발끝치기

1 바닥에 앉아서 다리를 쭉 뻗는다.
2 엉덩이 뒤쪽으로 손을 짚어 상체를 뒤로 살짝 기울인다.

3 양발 뒤꿈치를 붙인채,
　양발을 벌렸다가 엄지발가락끼리 톡 부딪친다.
4 양발을 쥘부채처럼 벌렸다 모았다 하며 계속 톡톡 부딪친다.

5 발을 부딪는 속도는 1분에 120회를 기본으로 한다.
　자신의 몸 상태나 필요에 따라 속도를 더 천천히 하거나 빨리 한다.
6 한번에 300~500회 가량 한다. 3~5분의 시간을 정해놓고 해도 좋다.
　운동 효과를 높이기 위해 10분 정도 해주면 좋다.
7 허벅지 안쪽과 바깥쪽, 허리와 복부로 이어지는 근육의 긴장감을 느끼면서
　심호흡을 천천히 세 번 한다.

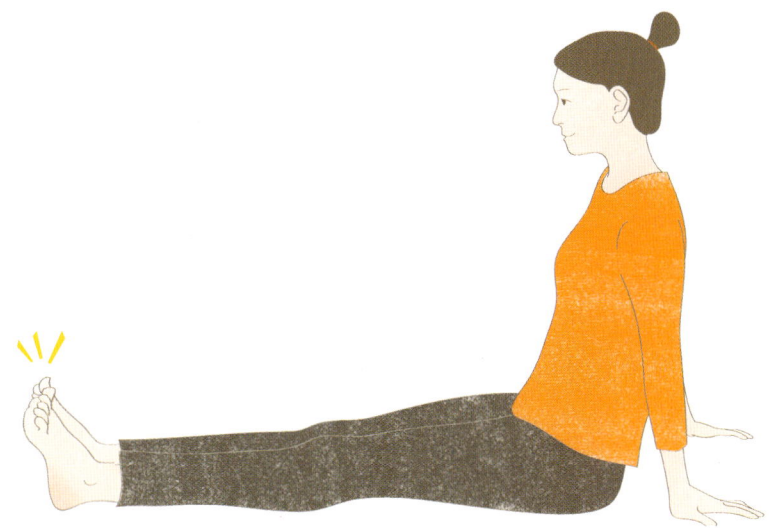
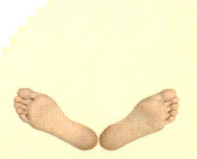

누워서 하는 발끝치기

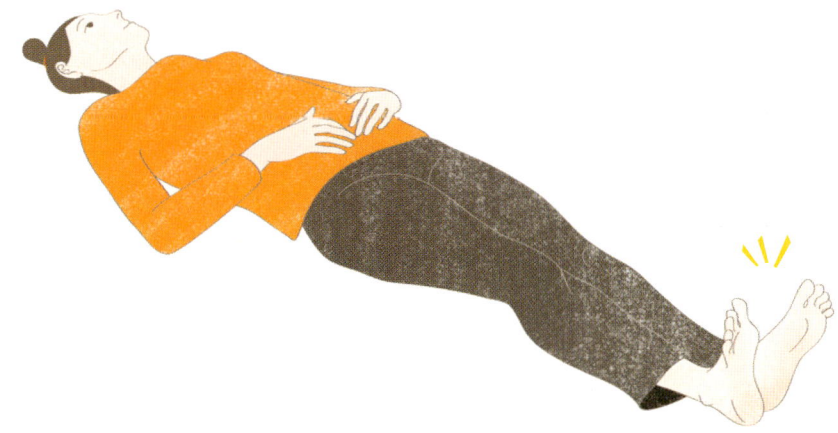

1 편안하게 누워 양다리를 쭉 뻗는다. 손은 배 위에 얹는다.
2 양발 뒤꿈치를 붙인 채,
   양발을 벌렸다가 엄지발가락끼리 톡 부딪친다.
3 양발을 쥘부채처럼 벌렸다 모았다 하며 계속 톡톡 부딪친다.

4 발을 부딪는 속도는 1분에 120회를 기본으로 한다.
   자신의 몸 상태나 필요에 따라 속도를 더 천천히 하거나 빨리 한다.
5 한번에 300~500회 가량 한다. 3~5분의 시간을 정해놓고 해도 좋다.
6 운동 효과를 높이기 위해 10분 정도 해주면 좋다.

7 동작을 끝낸 후, 그대로 누워 복부에서부터 발끝까지 몸의 상태를 느끼면서 심호
   흡을 천천히 세 번 한다.
   따뜻해진 복부, 편안하게 풀린 고관절, 가벼워진 다리, 그리고 가슴과 머리까지
   편안해진 느낌이 평온함을 선사한다.

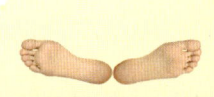

의자에 앉아서 하는 발끝치기

발끝치기를 의자에 앉아서 할 수도 있다. 앉아 있는 만큼 수명이 준다는 얘기는 괜히 겁주려고 과장하는 말이 아니다. 스웨덴의 한 대학병원 연구팀이 발표한 연구 결과에 따르면, 운동보다 건강과 노화에 더 영향을 미치는 요인은 '앉아 있는 시간'인 것으로 나타났다.

연구는 60대 후반의 성인을 두 그룹으로 나눠 진행됐다. 한 그룹은 운동을 꾸준히 하고 다른 한 그룹은 운동을 하지 않는 상태로 생활하게 했는데, 나중에 두 그룹의 염색체 텔로미어 상태를 비교해보니 뜻밖에도 운동보다 '앉아 있는 시간'이 더 중요한 변수로 작용했음이 밝혀졌다.

   세포 속 염색체의 양쪽 끝부분에 달려 있는 텔로미어는 염색체를 보호하는 기능을 하며, 세포가 분열할 때마다 점점 닳아서 짧아진다. 이 같은 텔로미어의 길이는 노화와 수명에 결정적인 영향을 미치는 것으로 알려져 있다. 그런데 실험 참가자 중 서 있는 시간이 많은 이들일수록 텔로미어의 길이가 길었고, 운동을 더 한다고 해서 텔로미어가 더 길어지지는 않았다고 한다.

건강과 노화를 위해 앉아 있는 시간을 최대한 줄여야 한다는 사실은 분명하다. 그렇다면 온종일 사무실 의자에 앉아서 일을 해야 하는 사람은 어떻게 해

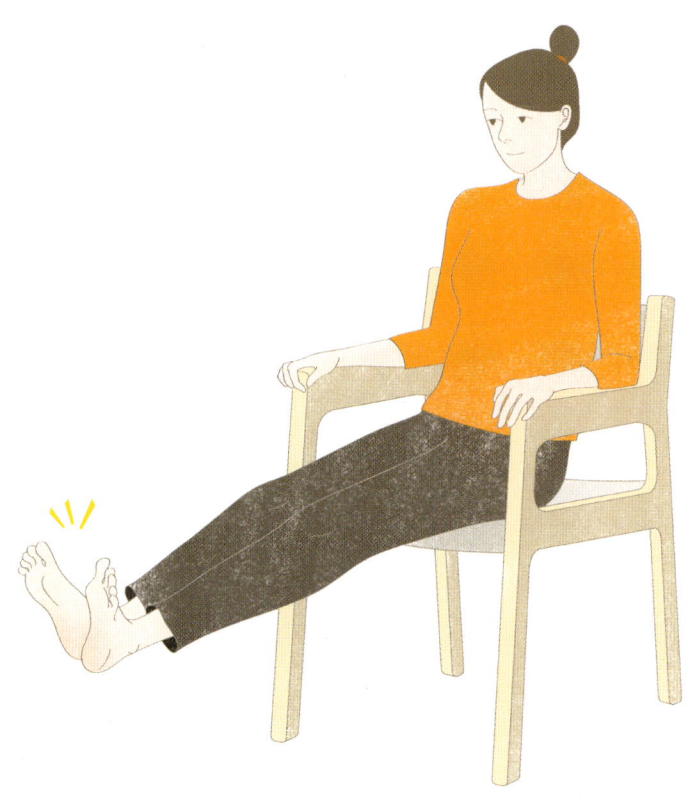
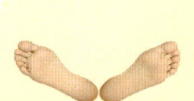

야 할까? 시시때때로 자리에서 일어나 사무실을 서성거릴 수도 없고, 제자리에서 스트레칭 하는 것도 눈치 보이는데 말이다.

  이럴 때 발끝치기가 제격이다. 의자에 앉은 채로 다리를 책상 밑에서 들어올려서 발끝치기를 5분만 해주면 몸 전체의 컨디션이 곧바로 개선된다.

의자에 앉아서 할 때의 포인트는 다리를 최대한 높이 들어올리는 것이다. 다리를 높이 들어올림으로써 허리와 배에 힘이 좀더 들어가고 복압이 형성되어 운동 효과가 커진다.

  손은 의자 팔걸이 위에 올려 두거나, 아랫배에 댄다. 피곤하거나 졸린 상태에서 휴식이 필요할 때는 눈을 감고, 다리를 조금만 들어 올린 상태에서 한다. 이렇게 잠깐만 해도 활력을 깨우는 효과를 얻을 수 있다. 앉아 있는 시간이 길어지면 고관절이 막힐 수밖에 없다. 발끝치기는 고관절을 풀어주는 동작이기 때문에 틈틈이 해주면 하루의 컨디션은 물론 건강과 항노화 작용까지 기대할 수 있다.

  물론 더 적극적인 효과를 얻기 위해서는 근본적으로 앉아 있는 시간을 줄이고, 발끝치기도 누워서 하는 동작으로 강도를 높이는 것이 좋다.

발끝치기를 처음 할 때 유의할 점

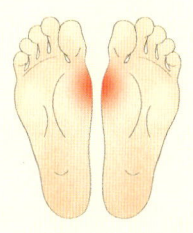

발끝치기 할 때 엄지발가락 아래쪽에 볼록 튀어나온 부위를 계속 부딪치면 아파서 발끝치기를 많이 하기 어렵다.

만약 당뇨 증세가 있는 경우라면 발에 작은 상처나 염증이 생기지 않도록 특히 주의해야 하는데, 당뇨로 감각이 무뎌져서 통증을 무시하고 계속하면 문제가 생길 수 있다.

양발을 맞부딪칠 때는 아프지 않게 톡톡 부드럽게 쳐주거나, 살짝 빗겨서 친다.

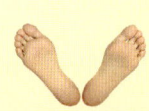

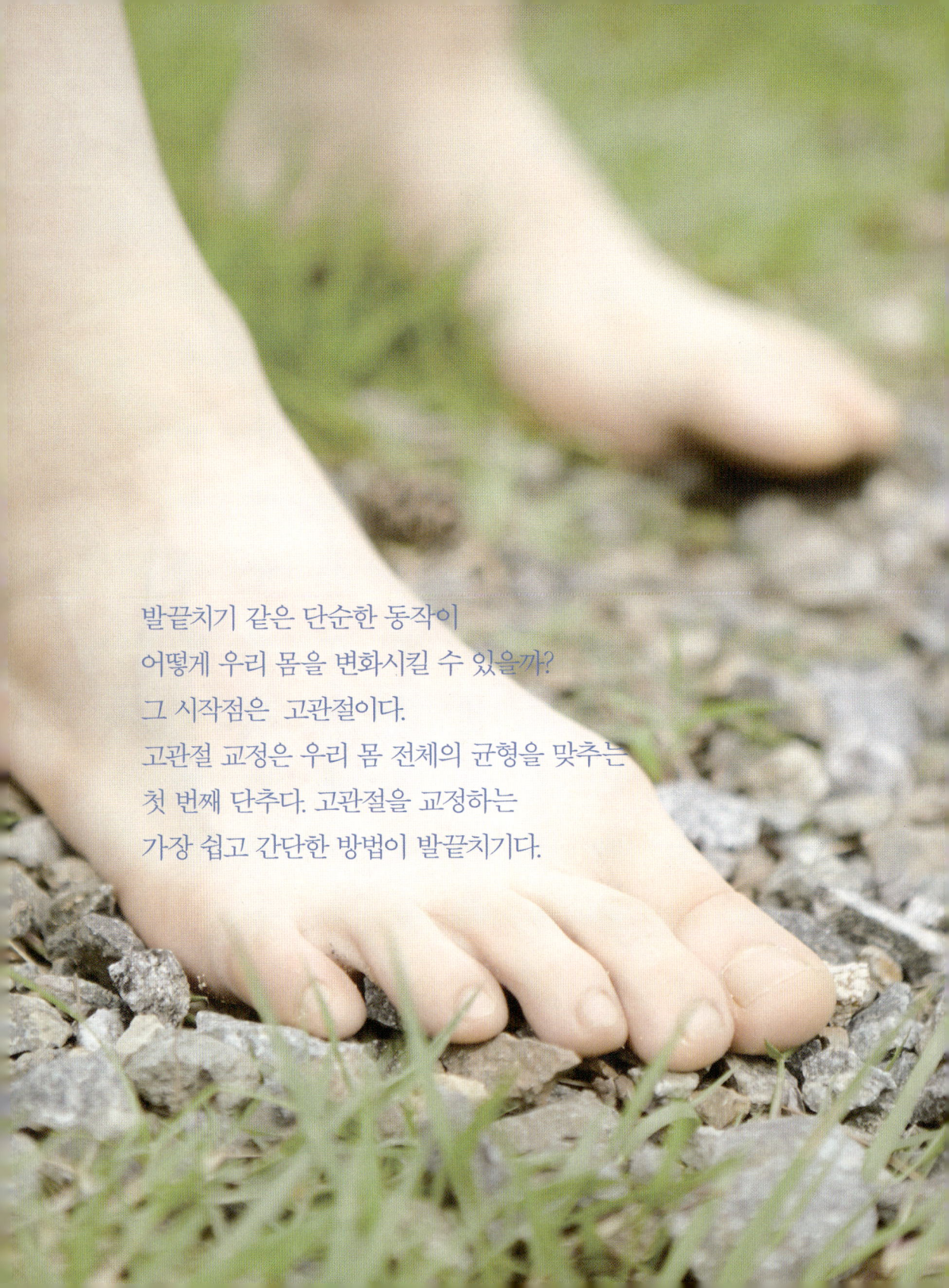

발끝치기 같은 단순한 동작이
어떻게 우리 몸을 변화시킬 수 있을까?
그 시작점은 고관절이다.
고관절 교정은 우리 몸 전체의 균형을 맞추는
첫 번째 단추다. 고관절을 교정하는
가장 쉽고 간단한 방법이 발끝치기다.

2

발끝치기를 하면 왜 좋아질까?

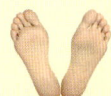

발끝치기의 건강 원리와 효과

발끝치기 같은 단순한 동작이 어떻게 우리 몸을 변화시킬 수 있을까? 그 시작점은 고관절이다. 고관절은 척추와 다리를 연결하는 부위다. 사용량이 많은 만큼 변형과 퇴화가 빠른 신체 부위기도 하다.

우리 몸의 자세는 고관절, 골반, 척추가 좌우한다. 정상적인 인체는 골반과 척추를 기준으로 좌우대칭을 이룬다. 우리 몸을 건축물에 비유하면 골반은 주춧돌과 같고, 고관절은 토대, 척추는 기둥이자 대들보다.

   토대는 기둥의 상부하중을 기초인 주춧돌에 고르게 전하는 부분이다. 토대인 고관절을 풀어주고 강화함으로써 골반과 척추의 균형까지 연쇄적으로 바로잡을 수 있다.

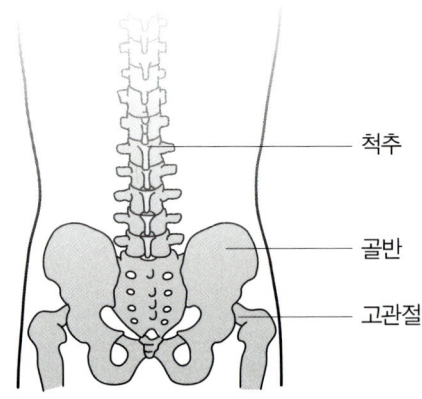

고관절 교정은 우리 몸 전체의 균형을 맞추는 첫 번째 단추인 셈이다. 그러나 일상생활 중에 자세를 바르게 하려고 노력하는 것만으로는 교정을 기대하기가 어렵다. 고관절을 바로잡는 데는 상당한 시간이 걸릴 뿐 아니라 고관절을 틀어지게 한 생활 습관도 그대로이기 때문에 교정이 더더욱 쉽지 않다. 고관절을 교정하려면 평소에 바른 자세를 유지하는 노력과 함께 효과적인 교정 동작을 꾸준히 해주는 것이 반드시 필요하다.

고관절을 교정하는 가장 쉽고 간단한 방법이 발끝치기다. 발끝치기에서 발끝을 치는 이유는 고관절을 회전시키기 위해서다. 그래서 발끝치기 할 때 발끝에 집중하기보다는 고관절의 움직임에 집중하는 것이 좋다.

고관절의 형태에 따른 자세의 불균형

- 좌우 다리의 길이가 서로 다르다. 한쪽이 길거나 짧다.
- 긴 다리 쪽 고관절은 대체로 바깥쪽으로 틀어진 경우가 많다.
- 긴 다리 쪽 엉덩이는 상대적으로 올라가고, 어깨는 보상 작용에 의해 아래로 처진다.
- 긴 다리 쪽으로 어깨가 처지면서 척추가 굽는다.
- 긴 다리 쪽으로 얼굴이 기운다.

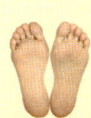

다리 길이를 점검하는 방법

1. 몸에 힘을 빼고 바닥에 편안하게 눕는다.
2. 다리 길이를 점검해줄 사람이 누운 사람의 다리를 가지런하게 모은다.
3. 발 안쪽 복숭아뼈를 기준으로 양 다리의 길이를 비교한다.

다리 길이의 차이로 알 수 있는 질환

- 왼쪽 다리가 긴 경우 : 주로 몸 오른쪽에 편두통, 견비통, 안질환, 요통 등의 증세가 생길 수 있다. 소화기계, 비뇨기계, 생식기계 등에도 이상이 생기기 쉽다.
- 오른쪽 다리가 긴 경우 : 주로 몸 왼쪽에 편두통, 견비통, 안질환, 요통 등의 증세가 생길 수 있다. 호흡기계, 순환기계 등에도 이상이 생기기 쉽다.

	고관절이 안쪽으로 틀어진 경우	고관절이 바깥쪽으로 틀어진 경우
다리 길이	짧다	길다
다리 감각	뻣뻣하다	아프다
심신 상태	몸과 마음이 긴장돼 있다	몸과 마음이 허약하다
내장 상태	호흡기계 이상	소화기계 이상

- 이는 일반적인 경우이며, 개인에 따라 차이가 있을 수 있다.

발의 각도

1. 몸에 힘을 빼고 바닥에 편안하게 누운 상태에서 다리를 어깨너비만큼 벌린다.
2. 이 상태에서 양발이 벌어진 각도를 살핀다.
3. 벌어진 각도가 60~120도 정도면 정상 범위다.
4. 이보다 많이 벌어지면 고관절이 바깥쪽으로 틀어져 있는 것이고, 이보다 적게 벌어지면 고관절이 안쪽으로 틀어져 있는 상태라고 본다.

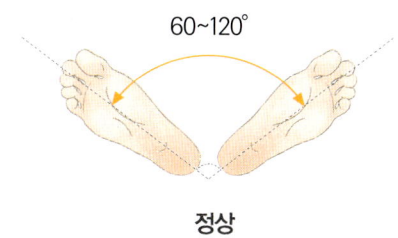

정상

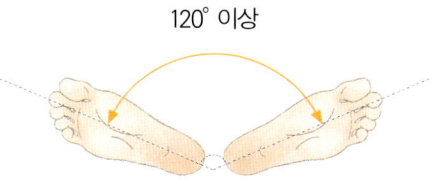

고관절이 바깥쪽으로 틀어진 경우

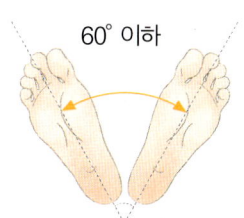

고관절이 안쪽으로 틀어진 경우

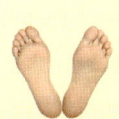

발끝치기를 꾸준히 하면 발의 각도와 다리 길이를 교정하고, 척추를 바로잡는 데 도움이 된다. 양발을 벌리는 각도를 크게 하고, 부딪는 속도를 빠르게 하면 교정 효과를 더 크게 얻을 수 있다.

고관절 교정에서부터 시작해 우리 몸 전체의 균형과 기능 향상을 돕는 발끝치기의 원리와 효과를 알아본다.

1. 고관절, 골반, 척추의 균형을 바로잡는다

'균형'은 심신 건강의 본질이고 핵심 원리다. 그래서 운동은 강도보다 자세가 더 중요하다. 자세가 틀어진 채로 이런저런 운동을 하다 보면 불균형한 상태를 더 굳히게 되어 오히려 건강에 나쁜 영향을 미칠 수 있다.

틀어진 자세를 방치하면 그에 따라 연쇄적으로 문제가 발생한다. 고관절이 틀어지면 하체가 불균형해지고, 골반과 척추가 영향을 받아 여러 문제를 일으키게 된다.

척추를 떠받치고 있는 골반은 우리 몸을 지탱하는 가장 핵심적인 뼈라고 할 수 있다. 접시 모양으로 생겼으며, 그 속에 자궁을 비롯한 주요 장기들을 담고 있다. 골반이 불균형해지면 척추를 앞뒤, 좌우로 굽게 할 뿐 아니라 다리 길이에도 영향을 미친다. 골반을 바르게 유지하려면 고관절과의 연결 상태가 매우 중요하다.

척추의 경우, 척추 마디에서 갈라져 나온 신경들이 여러 내장기관과 연결되어 있어 척추가 틀어지면 내장기관에도 이상이 생기기 쉽다.

고관절, 골반, 척추는 서로 연결되어 연쇄적으로 작용하기 때문에 허리에 통증이 있는 경우는 그 원인이 고관절에 있을 수 있고, 엉덩이에 통증이 있는 경우에는 척추가 원인일 수 있다.

우리가 평생 두 발로 걸어 다니고 통증 없이 움직이는 데 기본이 되는 것이 고관절, 골반, 척추의 균형이다. 발끝치기는 이 세 연결고리의 균형을 맞추고 유지하는 데 매우 효과적인 운동이다.

일반적으로 골격을 교정하는 운동은 혼자서 하기 쉽지 않은데, 발끝치기는 동작이 더없이 간단하고, 앉거나 누워서 발만 움직이면 되기 때문에 누구라도 무리 없이 할 수 있다는 것이 큰 장점이다. 특히 신체의 장애나 질병 때문에 운동에 제한을 받는 사람도 자신의 상태에 맞게 조금씩이라도 하다보면 체력을 보강하고 증상을 개선하는 효과를 얻을 수 있다.

2. 하체 근육을 강화한다

하체 근육은 우리 몸 전체 근육의 3분의 2를 차지한다. 또한 허벅지와 종아리를 포함한 다리 근육은 '제 2의 심장'이라 불릴 만큼 혈액순환에 큰 영향을 미친다.

발끝치기는 발목만 살랑살랑 흔드는 것처럼 보이지만 실제로는 고관절 주변 근육과 인대를 더 많이 움직이고, 허벅지와 종아리까지 다리 전체의 근육을

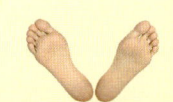

쓰는 운동이다.

또한 발끝치기는 케겔운동과 같은 효과를 나타내기도 한다. 케겔운동은 괄약근을 조여 골반근육을 강화함으로써 요실금이나 전립선 질환을 예방하고 치료하는 효과가 있다.

3. 가벼운 진동으로 골밀도를 높인다

발끝을 톡톡 칠 때 발생하는 발과 다리의 진동이 뼈를 강화하는 작용을 한다. 관련 연구에 따르면, 뼈에 가벼운 진동을 지속적으로 가하면 골밀도가 올라간다고 한다.

운동 부족과 노화로 골감소증이나 골다공증을 겪는 경우라면 발끝치기의 진동 효과에도 주목할 만하다.

4. 몸의 온도를 올려 면역력을 키운다

근육 강화는 체온을 높이는 효과로 이어진다. 36.5도를 정상 체온이라 할 때, 항상 정상 체온을 유지하는 사람이 의외로 많지 않다. 대개는 이보다 체온이 떨어진다.

체온은 면역력에 직접적인 영향을 미친다. 체온이 1도 내려가면 면역력은 30퍼센트 가량 떨어진다. 면역력이 떨어지면 질병에 걸릴 가능성이 커지고, 몸 속 환경이 전체적으로 좋지 않은 상황에 놓인다. 36도 이하의 저체온은 세포 손상을 일으켜 노화를 앞당기는 요인이 되기도 한다.

반대로 체온이 1도 올라가면 면역력은 5~6배 향상된다. 36.5도의 정상 체온을 유지하는 가장 좋은 방법은 근육을 단련하는 것이다. 근육량이 많을수록 기초대사량이 많아지고, 기초대사량이 많을수록 체온이 올라가기 때문이다.

체온에 따른 건강 상태

체온	건강 상태
36.5~37.0도	면역력이 제 기능을 하는 건강한 상태다.
36.0도	체열이 유지되지 않고 빠져나간다. 36도 이하를 저체온으로 본다.
35.0도	암세포가 증식하기 쉽다. 정상 체온에서는 암세포가 생겼다가도 오래지 않아 사라진다.
30.0도	의식이 없다.
27.0도	인체 활동이 멈춘다.

발끝치기는 하체 근육을 강화함으로써 체온을 올리는 효과를 함께 얻는다. 하체 근육은 앞에서 말한 것처럼 우리 몸 전체 근육의 3분의 2를 차지하므로 근육 중에서도 하체 근육 단련은 체온을 올리는 효율이 그만큼 크다.

체열측정기를 이용해 발끝치기 하는 사람의 체열을 측정한 실험을 보면 발

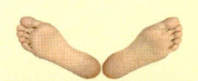

끝치기가 얼마나 빨리 전신의 온도를 높이는 운동인지를 눈으로 확인할 수 있다. 여러 사람이 발끝치기를 포함해 각자 한 가지씩의 운동을 5분 이내로 짧게 하고, 체열측정기로 운동 전후의 상태를 비교한 실험에서 발끝치기의 체열 상승폭이 가장 큰 것으로 나타났다. 몸 전체의 온도를 골고루 높이는 효과도 발끝치기가 가장 앞섰다.

체온 관리를 통해 면역력과 자연치유력을 키우는 데 발끝치기가 탁월한 효과가 있음을 입증한 실험이다.

5. 부교감신경을 자극하여 숙면을 돕는다

손바닥에는 교감신경이 많고, 발바닥에는 부교감신경이 많이 분포한다. 깨어 있는 시간은 물론 잠자는 중에도 긴장 상태에서 완전히 놓여나지 못하는 현대인들에게는 부교감신경을 자극해 심신을 이완시키는 작용이 더 많이 필요하다. 발을 부딪는 동작은 발에 분포한 부교감신경을 자극해 심신의 이완 반응을 이끌어낸다. 골반 주위 근육의 움직임도 부교감신경을 활성화한다. 엉덩이부터 발끝까지 부교감신경을 활성화하는 발끝치기의 리드미컬한 움직임은 평온한 느낌을 주는 세로토닌 분비를 증가시키고, 수면 호르몬인 멜라토닌 분비로 이어진다.

이 같은 작용으로 밤에 잠자리에서 발끝치기를 하면 특히 숙면 효과를 얻을 수 있다. 밤에 깊이 잠들지 못하거나 불면증에 시달리는 경우, 발끝치기를 꾸준히 하면 오래지 않아 증상을 개선하여 숙면을 취할 수 있다.

6. 원활한 기혈순환으로 눈과 머리를 맑게 하고, 혈압을 안정시킨다

고관절 주변에는 6개의 경락이 흐른다. 고관절 바깥쪽으로는 위경락, 담경락, 방광경락이, 고관절 안쪽으로는 비장경락, 간경락, 신장경락이 지난다. 고관절이 굳으면 이 경락들의 흐름이 지체된다. 따라서 인체의 중간 지점인 고관절이 막히지 않도록 잘 풀어주면 우리 몸 대부분의 기능을 활성화할 수 있다.

　6개 경락을 중심으로 기혈순환이 원활해짐에 따라 관련된 장기들의 기능이 좋아지고, 눈과 머리가 맑아진다. 발끝치기로 시력이 회복되고, 고혈압과 당뇨 증세가 호전되는 효과가 나타나는 이유는 기혈의 작용 때문이다. 막혀 있던 기혈이 소통하여 흐름이 좋아지면서 여러 증세들이 자연스럽게 치유되는 것이다. 원활한 기혈순환은 심신의 기능을 회복하고 안정시키는 필수 요건이다.

7. 하단전을 강화해 수승화강水昇火降을 유지한다

발끝치기를 하면 흔히 기운이 내려간다고 한다. 위로 들뜬 기운을 아래로 내린다는 것인데, 이는 '기氣'의 의미와 작용을 알아야 이해할 수 있는 말이다. 기를 터득하는 데는 아무리 많은 설명도 소용이 없고, 오로지 한순간의 느낌만 잡으면 된다.

　기는 일반적으로 '모든 생명체가 갖고 있는 생체 에너지'라고 정의한다. 편안

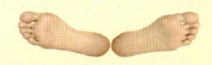

한 이완 상태에서 몸에 의식을 집중하면 누구나 기를 느낄 수 있다. 기 감각을 깨워 이를 잘 활용하면 심신의 건강을 지키고, 의식을 성장시키는 데까지 나아간다.

발끝치기는 근육, 관절, 혈관, 신경, 경락을 긴장 없이 두루 자극하고 하단전을 강화함으로써 기운의 흐름을 조화롭게 한다. 이는 곧 수승화강 상태를 말하며, 수승화강 작용에 따라 들뜬 기운은 내려가고 활기가 살아나 심신이 조화로운 상태를 회복한다.

수승화강을 안정되게 유지하는 중심 역할을 하는 곳이 하단전이다. 발끝치기 동작은 복압을 형성하고, 발끝에서부터 하단전으로 연결되는 여러 경락을 자극함으로써 하단전을 은근히 강화한다. 하단전을 강화하면 수승화강을 조절하는 에너지 센터로서의 역할을 든든히 해낸다.

하단전 下丹田

인체에는 세 개의 단전이 있다. 머리의 상단전, 가슴의 중단전, 아랫배의 하단전. 이 중 하단전은 에너지의 원천으로, 하단전의 정기가 충만한가 허한가에 따라 건강을 좌우한다. 하단전의 정확한 위치는 명문혈命門穴(허리 뒤쪽 요추 2번과 3번 사이)과 관원혈關元穴(배꼽 아래로 10센티미터 정도 내려간 곳) 사이 황금분할 지점을 찾는 정교한 측정이 필요하나, 대략으로는 배꼽에서 5센티미터 아래쯤에서 안쪽으로 다시 그만큼 들어간 곳으로 본다.

하단전이 허하면 냉기가 감돌고, 몸이 무겁고, 임신이 잘 되지 않으며, 자궁이나 전립선에 문제가 잘 생기고, 자신감이 없어진다. 하단전이 충만하면 따뜻한 기운이 돌고, 몸이 가볍고, 머리가 맑으며, 생식기가 건강하고, 자신감이 살아난다.

수승화강 水昇火降

인체의 순환과 소통의 질서를 뜻하는 건강 원리다. 물은 수증기가 되어 공기 중으로 올라가고, 뜨거운 태양 빛은 땅으로 내려오는 자연의 질서처럼, 우리 몸도 시원한 수기운은 머리로 올라가고, 따뜻한 화기운은 아랫배로 내려오는 것이 건강한 상태다. 기혈순환이 원활하여 몸의 모든 기관과 기운이 잘 소통하면 자연스럽게 수승화강이 이루어진다. 수승화강의 균형을 잘 유지하는 것이 심신 건강을 지키는 최고의 비법이다.

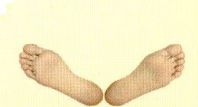

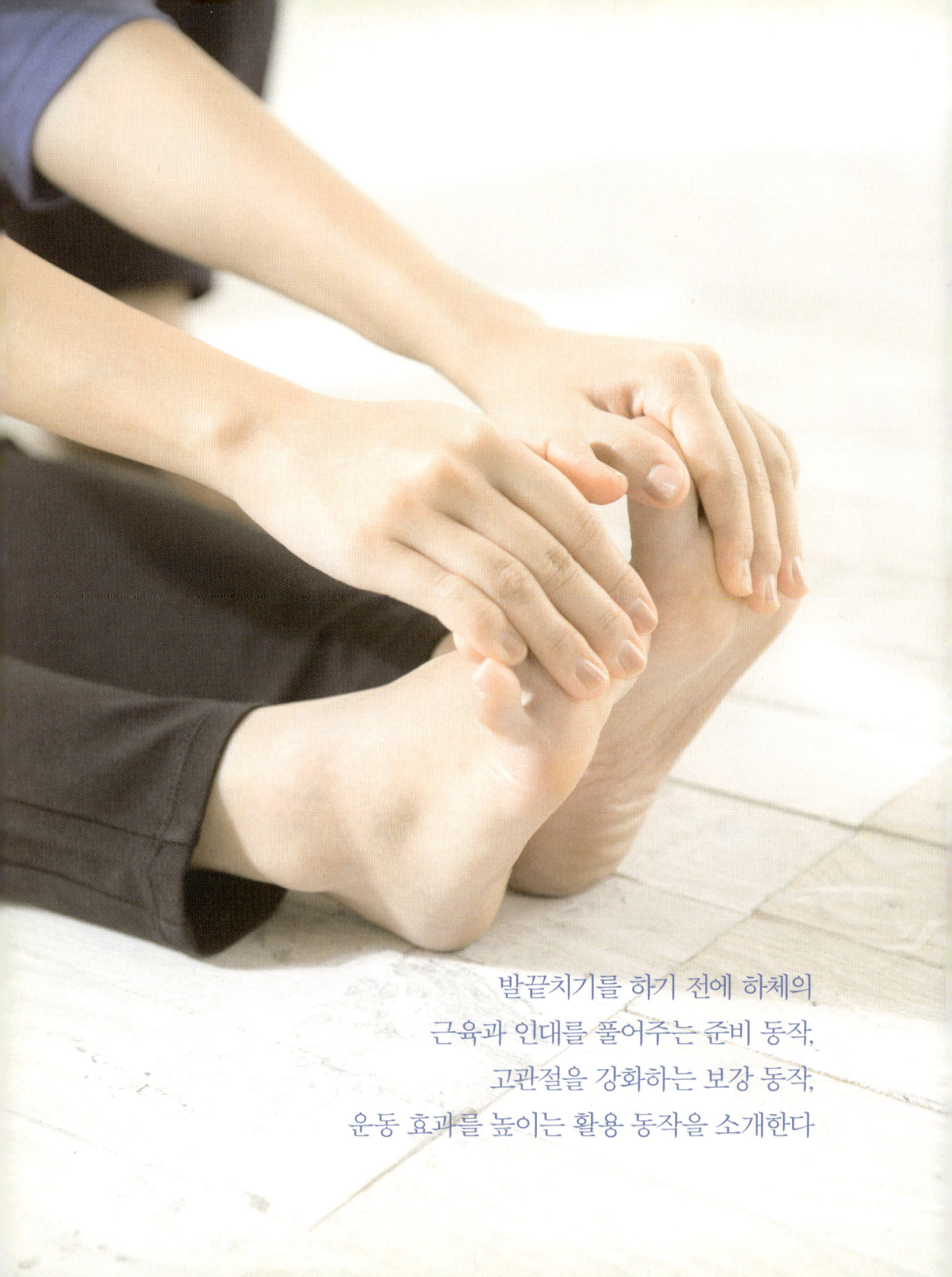

발끝치기를 하기 전에 하체의
근육과 인대를 풀어주는 준비 동작,
고관절을 강화하는 보강 동작,
운동 효과를 높이는 활용 동작을 소개한다

3

발끝치기의
효과를 높이는 동작

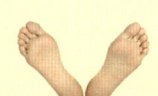

준비 동작

발끝 당기기 · 발끝 밀기

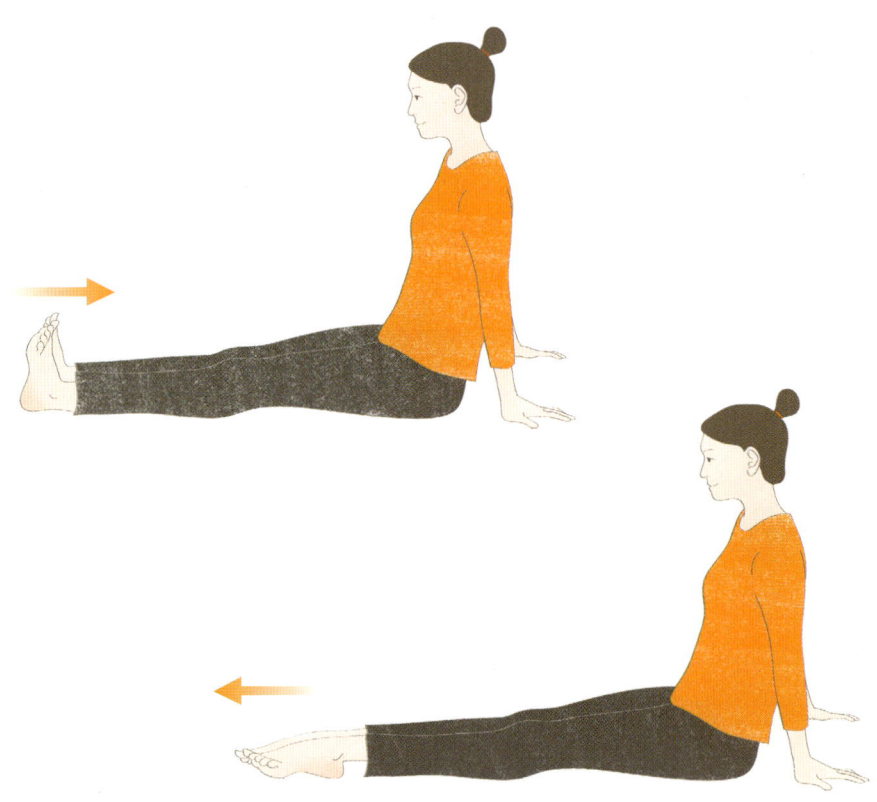

1 '앉아서 하는 발끝치기' 자세로 바닥에 앉는다.
2 두 다리를 나란히 모은다.
3 발끝을 몸쪽으로 지그시 당긴다.
4 발뒤꿈치를 밀어주면 당기는 느낌이 더 강해진다.
5 발뒤꿈치부터 종아리, 무릎 뒤 오금, 허벅지 뒤쪽까지 쭉 당기는 것을 느낀다.
6 5~10초 정도 당겼다가 발목의 힘을 푼다.

7 발끝을 앞으로 지그시 밀면서 발목을 쭉 편다.
8 발끝에서부터 발목, 무릎, 허벅지 앞쪽까지 근육이 긴장하는 것을 느낀다.

▶ 근육과 인대가 굳은 상태에서 하면 발끝을 밀거나 당길 때 쥐가 날 수 있다. 쥐가 나지 않도록 느낌에 집중하여 천천히 밀고 당긴다.
▶ 의자에 앉아서 발끝치기 할 때도 같은 방법으로 준비 동작을 해준다.

효과 : 다리 앞쪽과 뒤쪽의 근육, 인대, 신경, 경락 등을 풀어줘 발끝치기를 좀더 편안한 상태로 할 수 있게 한다.

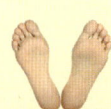

누워서 고관절 풀기

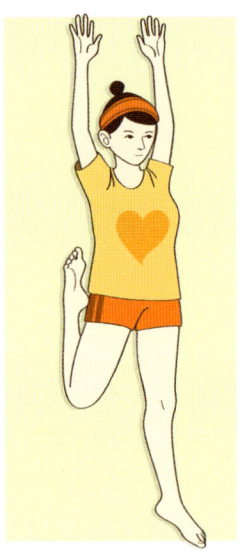

1. 바닥에 편안하게 눕는다.
2. 양팔을 머리 위로 쭉 뻗어 올리고, 다리는 편안하게 편다.
3. 한쪽 무릎을 굽혀서 엉덩이 쪽으로 접는다.
4. 가능한 한 무릎이 바닥에 닿게 한다.
5. 아랫배로 호흡하면서 고관절, 허벅지 앞쪽, 무릎, 발목 부위를 가만히 느껴본다.
6. 무릎을 펴서 다리를 다시 뻗는다.
7. 반대편 다리를 같은 방법으로 한다.
8. 2회 반복한다.

▶ 고관절이 많이 굳어 있으면 다리를 접었을 때 무릎이 바닥에 닿지 않는다. 무리하게 동작을 취하지 말고, 약간의 통증을 느낄 만큼만 무릎을 바닥 쪽으로 지그시 눌러준다.

요추 교정하면서 고관절 풀기

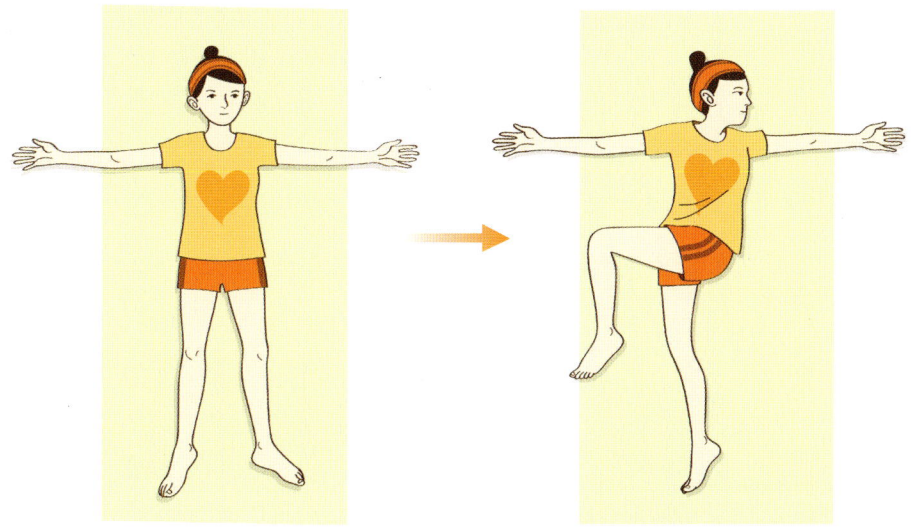

1 바닥에 편안하게 눕는다. 양팔을 옆으로 뻗는다.
2 다리는 어깨너비 정도로 벌려서 쭉 편다.
3 왼쪽 다리를 90도로 굽혀 세운 후, 무릎을 오른쪽으로 넘긴다.
4 시선은 왼손을 바라본다.
5 몸통이 다리를 따라 넘어가지 않도록 양팔로 지지해준다.
6 넘어간 무릎이 바닥에 닿도록 지그시 누른다. 고관절 바깥쪽을 늘여주는 동작이다.
7 무릎을 세워 제자리로 돌아온 다음 다리를 편다.
8 오른쪽 다리도 같은 방법으로 해준다. 2회 반복한다.

▶ 이 동작은 고관절을 풀어주면서 요추를 교정하는 효과까지 얻을 수 있다. 잠자리에 누워 매일 꾸준히 해주면 고관절과 요추의 균형을 바로잡는 데 도움이 된다.

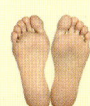

보강 동작

제기차기는 고관절을 단련하는 놀이이자 운동이다. 발을 안쪽으로 차올리면 고관절이 열리고, 바깥쪽으로 차올리면 고관절이 닫히면서 주변 근육과 인대가 튼튼해진다. 발끝치기 할 때와는 다른 각도로 고관절을 강화하므로 제기차기를 발끝치기와 함께 해주면 고관절 부위를 더 효율적으로 단련할 수 있다.

제기차기

1. 자리에 편안하게 서서 양손은 뒷짐 진다. 뒷짐 지지 않고 손으로 몸의 균형을 잡으면서 해도 된다.
2. 오른발이나 왼발 중 먼저 한발로 제기차기를 한다.
3. 제기를 실제로 차도 좋지만, 제기를 떨어뜨리지 않고 계속 차는 것이 쉽지 않으므로 동작이 익숙하지 않은 상태에서는 제기 없이 발동작만 한다.
4. 차올린 발이 하단전 높이까지 오도록 땅을 디딘 다리에 반동을 주면서 리드미컬하게 반복한다.
5. 양발을 각각 10회씩 한다.

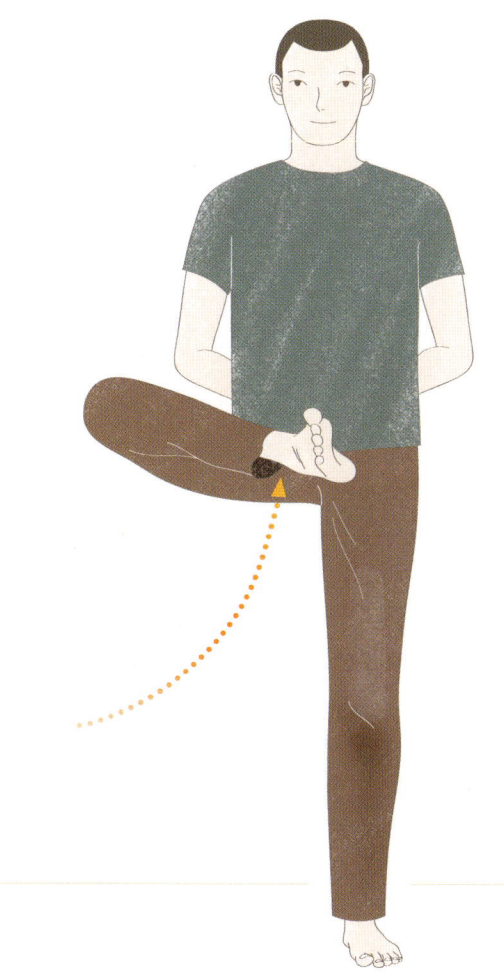
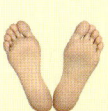

안으로 차는 발손치기

1 양발을 한 번씩 번갈아가며 제기차기를 한다.
2 차올린 발이 제기를 차듯이 자신의 손바닥을 친다.
3 오른발로는 왼손을 치고, 왼발로는 오른손을 친다.
4 손은 손바닥이 아래로 향하게 하여 하단전 높이에 둔다.
5 차올린 발의 안쪽 면과 손바닥이 탁 하고 마주치게 한다.

효과 : 양발로 제기차기를 하면 양쪽 고관절을 더욱 균형 있게 잡아준다.
다리를 안으로 차 올릴 때 다리 안쪽 경락을 자극한다.
발손치기는 하단전 부위에 있는 손바닥을 치기 위해 발을 최대한 힘껏 차올리게 한다. 또한 손바닥을 함께 자극하는 효과가 있다.

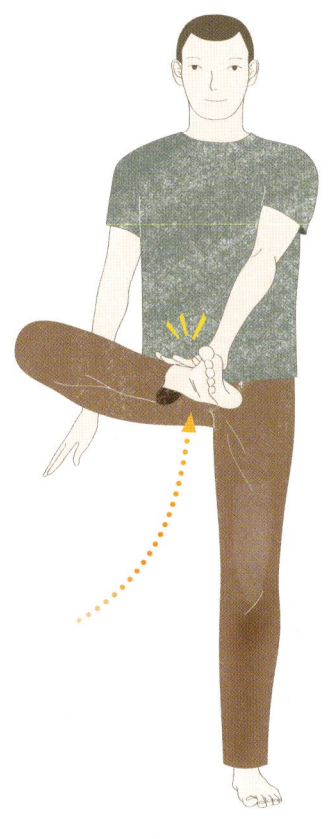
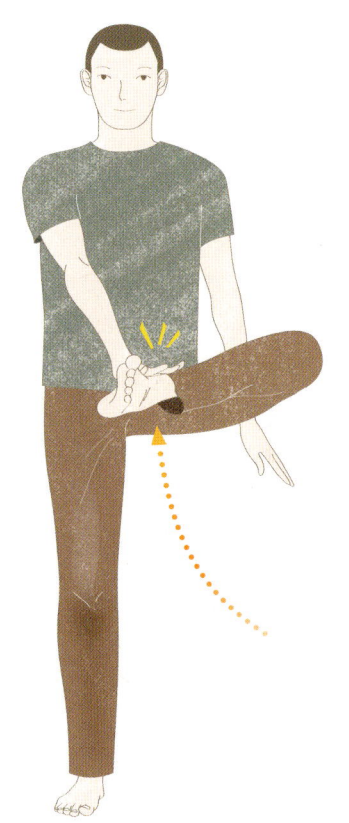
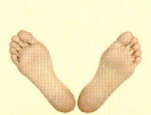

밖으로 차는 발손치기

1 발을 바깥쪽으로 차올리며 제기차기를 한다.
2 바깥쪽으로 차올린 발이 제기를 차듯이 자신의 손바닥을 친다.
3 오른발로 오른손을, 왼발로 왼손을 친다.
4 손은 양쪽으로 벌린 상태에서 손목을 바깥쪽으로 살짝 꺾어 준다.
5 차올린 발의 바깥쪽 면과 손바닥이 탁 하고 마주치게 한다.

효과 : 바깥쪽으로 발을 차올려 고관절을 닫아주는 동작이다. 다리를 바깥으로 차올리면 다리 바깥쪽 경락이 자극된다.
고관절 주변 근육이 약하면 누웠을 때 양발 끝이 120도 이상 벌어진다. 고관절 부위가 약한 사람은 바깥으로 차는 동작을 하여 고관절을 더 든든히 잡아주는 것이 좋다.

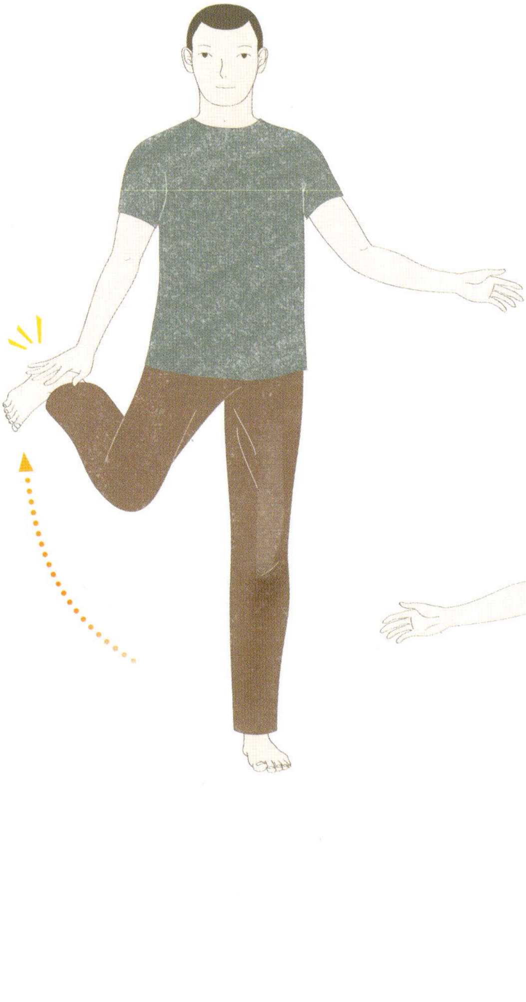

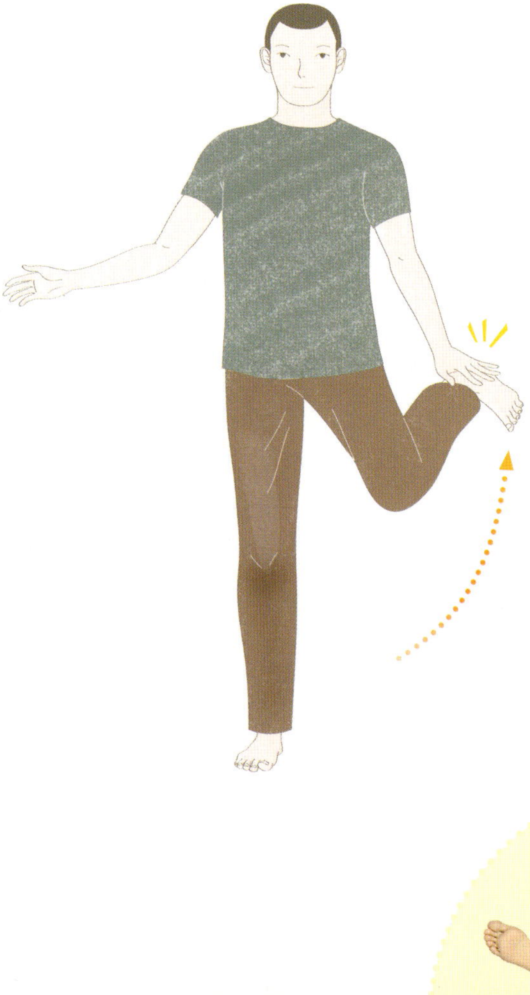

51

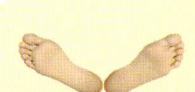

활용 동작

도리도리 잼잼 발끝치기

누워서 하는 발끝치기를 활용한 동작으로, 일명 '경침 뇌파진동'이라고 한다.

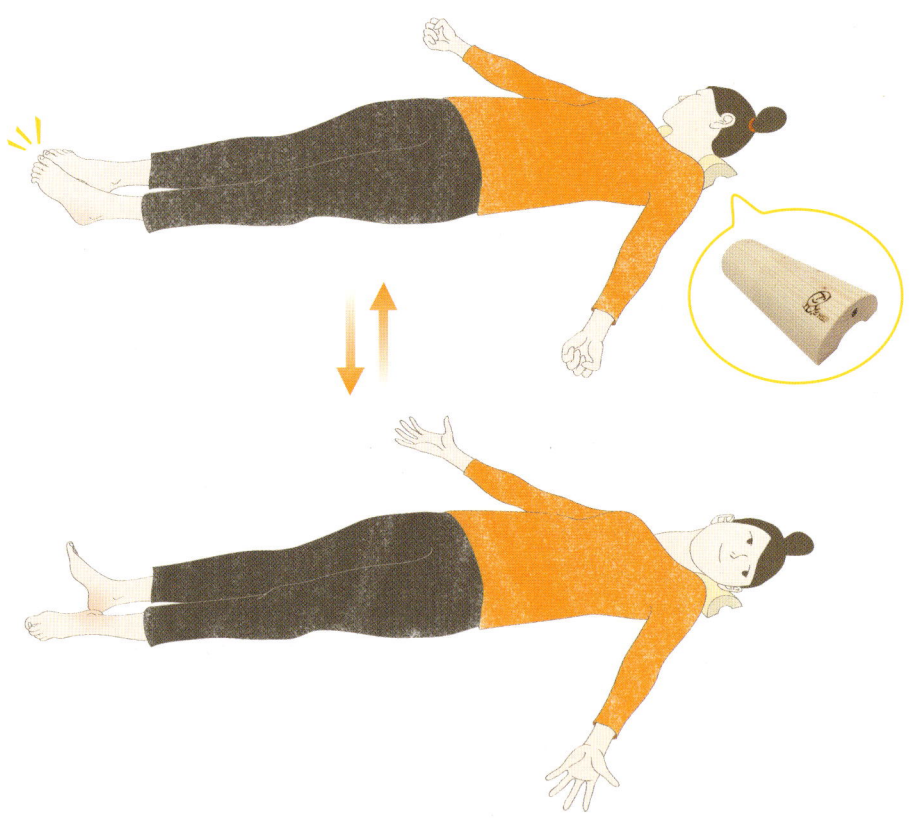

1 경침을 한 개 준비한다.
2 '누워서 하는 발끝치기' 자세로 자리에 누워서 경침을 벤다.
3 손은 바닥이 위를 향하게 하여 좌우로 편안하게 늘어뜨린다.
4 다리는 발끝치기 자세를 취한다.

5 도리도리 : 고개를 좌우로 천천히 움직인다. 목과 어깨에 힘을 뺀다.
6 잼잼 : 손을 쥐었다 폈다 한다.
7 톡톡 : 발끝치기를 한다.

8 도리도리 잼잼 동작을 하면서 발끝치기를 한다.
9 계속 하다보면 자신만의 리듬이 생겨 자연스럽게 할 수 있다.

효과

- 누운 채로 머리부터 발끝까지 모두 운동시키는 이 동작은 그야말로 종합건강선물세트다. 세 가지 동작을 함께 함으로써 효과를 배가시키기 때문이다. 특히 몸이 쇠약하여 운동을 하기 어려운 경우라면 안전하게 많은 효과를 얻을 수 있다.
- 한 가지 동작을 하면서 다른 동작을 같이 해주면 집중력이 올라가고, 뇌에서 정보를 처리하는 속도가 향상된다. 특히 노년기에 뇌를 건강하게 관리하는 데 도움이 된다.
- 중추신경(뇌)과 말초신경(손발)을 한꺼번에 자극하고 활성화하는 탁월한 운동이다.
- 경침에 닿는 머리 아랫 부분인 경추 1번에 위치하는 후두하근은 경추와 후두골, 즉 목과 머리를 이어주는 근육이다. 후두하근은 혈압이나 두통과 밀접한 관계가 있다. 고개를 좌우로 가볍게 흔들며 후두하근을 풀어주면 머리가 맑아지고 인지능력이 향상된다. 경침은 여기에 지압 효과를 더해주는 역할을 한다.
- 경추를 풀어주면 부교감신경이 활성화하여 긴장이 완화된다. 또한 수면 호르몬으로 불리는 멜라토닌을 활성화하여 수면에 도움을 준다.

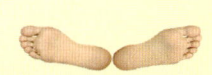

이제 더 이상은 안 되겠다는 절박한 마음으로 시작한
운동이 발끝치기다. 변화는 바로 나타났다.
매일 혈당 수치를 측정할 때마다 수치가 조금씩 내려갔고,
열흘 뒤 병원에서 검사를 받을 때는 정상 수치에 가까웠다.

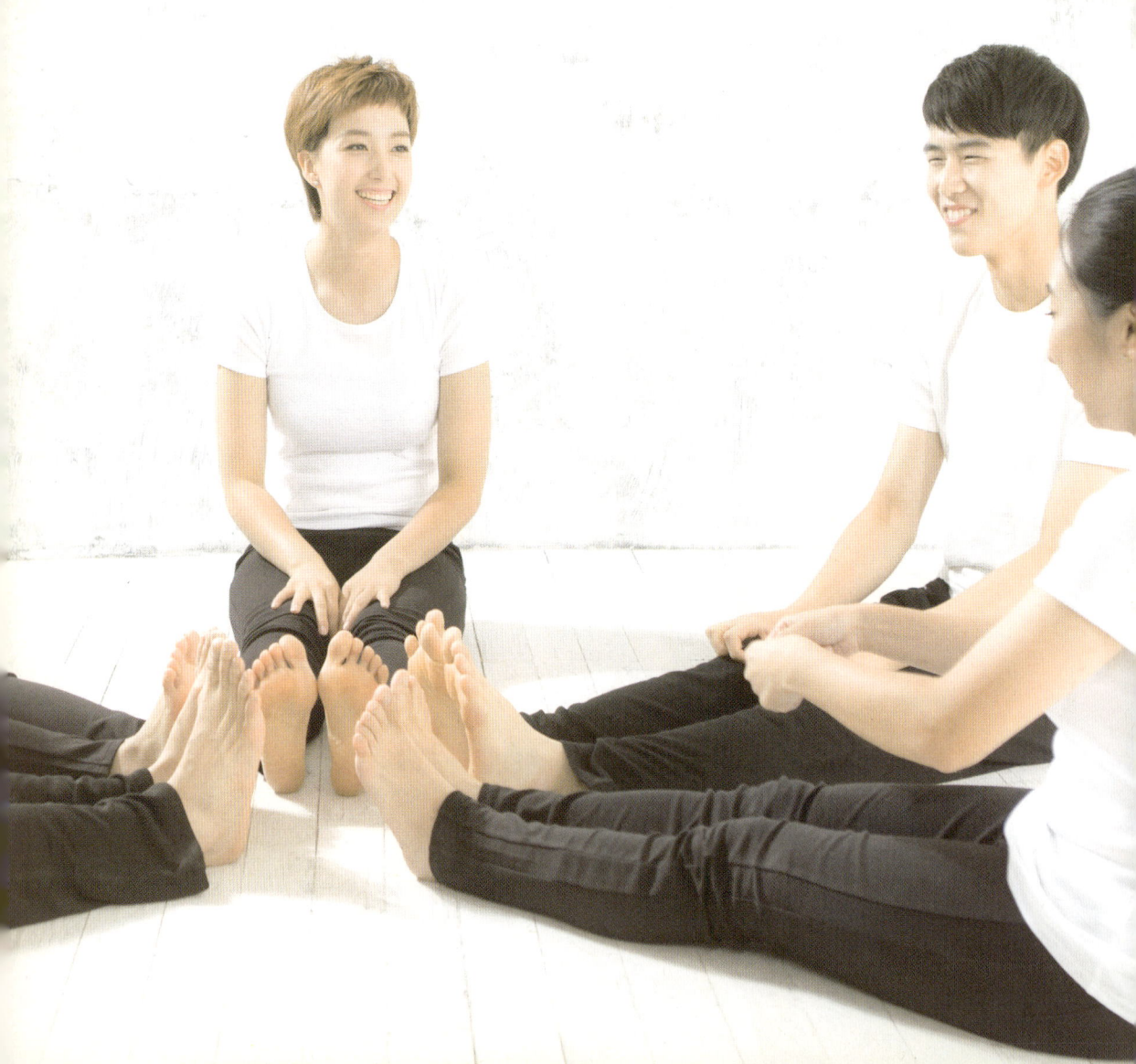

4

발끝치기로 건강을 되찾은 사람들

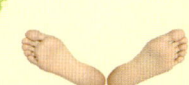

젊은 시절보다 더 좋아진 시력

시력 회복, 하체 근력 강화

장준봉 79세, 국학원 상임고문·전 경향신문사 사장

발끝치기를 하게 된 것은 지난 2005년 늦여름부터였다. 휴가기간 중 3일 동안 친구들과 골프를 치고 집에 돌아와 자동차 트렁크에서 골프채를 꺼내 들고 오다 앞으로 넘어지듯 주저앉았다. 고희 전후의 나이가 되면 무릎도 약해지고 다리 힘도 떨어진다더니 그게 남의 일이 아니었다. 내가 사는 아파트 2층 계단을 오르내리는 일도 쉽지가 않았다.

그즈음 내가 당시 원장으로 있던 국학원의 설립자이자 이 책 저자인 이승헌 총장이 발끝치기를 해 보라고 권유했고, 나는 바로 매일 200번씩 하기 시작했다. 200번 하는 데 걸리는 시간은 2분 정도. 처음에는 그것도 지루하게 느껴졌다. 그래도 한번 시작했으니 효과를 볼 때까지 해보자는 마음으로 틈이 나는 대로 발끝치기를 계속했다.

두어 달쯤 지났을 무렵, 무릎은 물론이고 다리 힘이 상당히 좋아져 행동이 민첩해진 것을 느낄 수 있었다. 나는 매주 수요일에 대학 동기생들과 테니스를 치는데, 운동을 하고 난 다음날엔 늘 허벅지와 종아리가 당기고 때로는 경련이 일기도 했다. 그러던 것이 발끝치기를 시작하고 석 달쯤 지나고부터는 그런 증상이 모두 사라졌고 잠도 잘 왔다. 또 다리 힘이 좋아지다 보니 골프의

비飛거리가 10~15퍼센트 정도 늘었다. 이렇게 몇 가지 효과를 몸으로 느끼자 발끝치기를 하는 재미가 쏠쏠해졌다.

발끝치기는 많이 할수록 좋다는 말에 200번에서 500번으로, 5개월 뒤에는 1,000번으로 숫자를 차츰 늘려 나갔다. 9년차에 들어간 지금은 잠자리에 들면서 1,000번, 아침 잠자리에서 일어나기 전에 1,000번씩 규칙적으로 발끝치기를 한다. 가끔은 저녁 뉴스 시간에 TV를 시청하거나 라디오의 음악을 들으면서 발끝치기를 즐긴다.

이렇게 하면 천천히 해도 하루에 3,000번 정도는 족히 할 수 있다. 이제는 하루라도 발끝치기를 하지 않으면 몸이 찌뿌듯하고 뭔가 중요한 것을 잊은 듯한 느낌이 든다. 무릎 때문에 발끝치기를 시작했는데 지금은 무릎만 좋아진 게 아니라 그 전보다 더 건강해졌다. 늘 배변이 잘 안 되어 고생했는데 그 문제도 해결되었다.

60대 후반 또는 일흔이 넘은 분들을 만나면 자연히 건강 얘기를 많이 한다. 조찬이나 오찬 모임에 나가면 모처럼 만난 분들은 얼굴색이 밝아졌고 아주 건강해 보인다면서 무슨 좋은 일이 있느냐 또는 무슨 약을 먹느냐고 묻는다. 나는 그때마다 발끝치기를 한다면서 그 요령을 알려 준다.

발끝치기에 관해 정리해 놓은 글을 이메일이나 팩스로 보내 주기도 한다. 현재까지 발끝치기 하는 방법을 전해준 친구나 지인이 2,000명이 넘는다. 하나같이 그 효과에 감탄했고, 지금껏 어떤 부작용이 있다는 얘기는 들어보지 못했다. 한 친구는 2시간마다 화장실에 가고 싶어 여행도 가기 어려웠고 밤중에 잠을 자주 깨곤 했는데 요즘은 5시간 정도 숙면을 취한단다. 전립선질환에

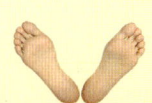

효험이 있다는 것이다. 또 어떤 친구는 머리가 맑아지고 집중력이 좋아져 머리 회전이 빨라진 것 같다고 했다.

내가 발끝치기로 얻은 효과 중 가장 큰 소득은 시력이 좋아진 것이다. 하루는 약속 장소로 가려고 자동차를 몰고 나왔는데 뭔가 이상한 느낌이 들어 생각해보니 안경을 두고 나온 것이 아닌가. 불안한 마음에 집으로 돌아가려고 교차로에서 신호를 기다리고 있었다. 그런데 평소엔 안경을 안 쓰면 잘 보이지 않던 길 건너편에 있는 도로 표지판 글씨가 선명하게 보였다. 따로 시력을 재보지는 않았지만 나는 안경을 벗고 다닐 만큼 시력이 좋아졌음을 느낄 수 있었다. 발끝치기를 한 지 일 년 반이 지난 시기였다. 7년 가까이 발끝치기를 해온 지금은 시력이 더 좋아져 안경을 쓰지 않고 골프와 테니스는 물론 자동차 운전도 한다.

고등학교 선배 중에 90세가 된 원로 한 분이 있다. 80대 초반까지 스키를 타던 분인데 86세부터 잘 걷지 못해 골프를 칠 때 캐디가 공을 앞에 갖다 놓아 주어야 할 정도였다. 그리고 말도 더듬었다. 나의 권고에 따라 족욕과 발끝치기를 아침저녁으로 2시간 이상 꾸준히 했다. 4년여 동안 꾸준히 한 결과, 지금은 걸어 다니면서 골프를 칠 뿐 아니라 말씀도 술술 잘한다.

나이가 들면 입안이 자주 마른다. 나는 언제부턴가 입안이 말라 물을 자주 마시곤 했다. 그런데 발끝치기를 한 지 2, 3개월 뒤부터는 입안에 침이 많이 고이는 현상이 생겼다. 또 늘 코를 풀어도 코 안에 코딱지가 굳어서 잘 나오지 않았는데 지금은 코가 뻥 뚫려서 기분이 상쾌하다. 발끝치기로 몸 안의 찬 기운과 뜨거운 기운이 조화롭게 순환하는 수승화강 현상이 일어나기 때문이

라고 한다.

 골프나 테니스를 하거나 육체적 정신적인 노동을 많이 한 날 밤에 발끝치기를 하면 다음날 아침에 몸이 거뜬해진다. 50대 중반의 어느 공기업 전직 사장은 발끝치기로 부부간 금슬이 좋아졌다면서 나에게 좋은 수련법을 가르쳐 줘 고맙다는 인사를 건넨 적도 있다.

 발끝치기를 하면서 뇌경색, 당뇨병, 신장병, 간경화 등의 증세도 좋아졌다. 한동안 오른쪽 머리가 아파서 병원에 가볼까 생각했는데 솔직히 겁이 나서 일단은 발끝치기를 열심히 해보기로 하고 많게는 하루에 5,000번을 했다. 그렇게 한 3개월이 지난 후 머리의 통증이 사라졌다. 당뇨도 심해서 발뒤꿈치가 갈라지고 발톱이 검게 변했는데 발끝치기를 계속하는 동안 깨끗해졌다. 신장병은 내가 은행에 있을 때 족욕을 해서 많이 나았는데 그 후 발끝치기를 하면서 계속 좋은 효과를 얻고 있다. 간경화는 스트레스 해소로 자연스럽게 치유 효과를 보고 있다고 생각한다.

 내가 발끝치기를 지속적으로 해오면서 한 가지 터득한 것이 있다. 운동이나 수련도 이것저것 다 하면 좋겠지만 시간이 없으면 한 가지라도 인내심을 가지고 꾸준히 할 때 더 큰 효과를 볼 수 있다는 것이다. 발끝치기로 내 몸은 날마다 새로워지고 있으며, 걸음걸이를 비롯한 일상생활에서의 움직임이 예전보다 오히려 더 민첩해졌다. 나의 이런 체험이 다른 이들에게도 도움이 되기를 바랄 뿐이다.

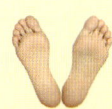

열흘 만에 혈당 수치가 정상으로 돌아오다

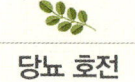

당뇨 호전

박미숙 55세, 주부

내가 당뇨 진단을 처음 받은 것은 1998년 IMF 이후 운영하던 서점이 부도를 맞고 그 충격으로 건강이 악화돼 가던 무렵이었다. 당시 나는 당뇨에 대한 지식이 없었던 데다가 부도 탓에 경황마저 없어서 당뇨약만 복용할 뿐 관리는 전혀 하지 못했다. 당뇨는 완치가 어렵고 뇌경색, 치매, 동맥경화증, 자율신경 병증, 신부전증 등 무서운 합병증을 유발하기에 관리가 특히 중요한데 말이다. 그런 상태로 시간이 가면서 살이 점점 빠지고 체력도 계속 떨어졌다. 복용하는 약도 늘고, 10여 년이 지나면서부터는 발이 마비되고 눈이 침침해지는 등 합병증이 나타나기 시작했다.

공복 시 혈당수치가 120mg/dL(정상 수치 99mg/dL 이하)까지 올라가고, 조금만 움직여도 금방 피로를 느끼는 상태에서 이제 더 이상은 안 되겠다는 절박한 마음으로 시작한 운동이 발끝치기다. 누워서 할 수 있는 간단한 동작이고, 하루에 10분만 해도 효과가 있다는 말에 해봐야겠다는 마음을 먹었다. 그러나 마음 한편으로는 이렇게 간단한 동작이 무슨 큰 효과가 있겠나 하는 생각에 별다른 기대를 하지 않았다.

그런데 당장 변화가 나타났다. 발끝치기를 시작한 이후 매일 혈당 수치를 측정할 때마다 수치가 조금씩 내려갔고, 열흘 뒤 병원에서 검사를 받을 때는 거

의 정상 수치에 가까웠다. 그동안 음식을 특별히 조절한 것도 아닌데 이런 변화가 나타나다니 정말 놀라웠다. 그러고 보니 발끝치기를 계속해온 지난 열흘간 피로감도 크게 느끼지 않았다.

피로감을 떨치고 일할 수 있는 비결

중증 당뇨와 피로감 개선

김창환 42세, 변호사

검사 생활의 스트레스에서 오는 피곤함이라고 생각하고 병원을 찾았다가 중증 당뇨 진단을 받았다. 췌장에서 인슐린이 분비되지 않아 평생 인슐린 주사를 맞아야 하는 1형 당뇨였다. 진단을 받은 후 식이요법과 운동으로 나름 관리해 보려고 했지만 살이 계속 빠지고, 피로감이 심해서 일을 하기 어려운 상황까지 가게 됐다. 더 이상 몸을 혹사해서는 안 되겠다는 생각에 결국 검사직을 그만두고 변호사 사무실을 열었다.

그때 내 상황을 잘 알던 한 친구가 혈당 조절하는 데 도움이 될 거라며 발끝치기를 권했다. 발끝치기 동작을 보니 어렵지 않고 사무실에서도 간편하게 할 수 있겠구나 싶었다. 그렇게 변호사 개업과 함께 발끝치기를 시작한 것이 4년 전 일이다.

그동안 세 명으로 시작한 개인 변호사 사무실은 마흔 명이 함께 일하는 법무법인으로 성장했다. 피로를 감당할 수 없어서 일을 줄여야 했던 내가 어떻

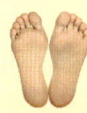

게 이처럼 맹렬하게 일할 수 있었는지 궁금할 것이다. 지금도 나는 정기적으로 인슐린 주사를 맞는다. 하지만 내 몸이 더 이상 피로감에 시달리지는 않는다. 의욕만큼 일할 수 있는 건강을 유지해온 비결은 발끝치기다.

당뇨는 식이요법이 중요한데 일의 특성상 철저히 지키기가 쉽지 않다. 때로는 술도 피할 수 없을 때가 많다. 이런 상황에서 건강을 이만큼 지킬 수 있는 것이 발끝치기 덕분이라고 생각한다. 이삼 년 전부터는 사무실에서 직원들과 함께 발끝치기를 하고 있다.

다리 통증과 우울감이 사라지다

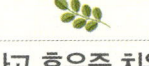

사고 후유증 치유

우영심 45세, 중학교 교사

24년 전, 교통사고를 크게 당해 석 달 동안 식물인간과 다름없는 상태로 누워 있었다. 흉추가 탈골되고 경추부터 요추까지 성한 데가 없었다. 리듬체조 선수로 대학에서 체육학을 전공하고 있던 나는 그래도 살아난 것에 감사했지만 너무나 크게 달라진 몸에 적응하기가 힘들었다.

이후 정기적으로 침을 맞고 물리치료를 병행했지만 등과 어깨에 담이 들기 일쑤고, 다리를 좌우로 벌려서 펴는 것도 힘든 상태였다. 특히 척추부터 골반까지 다 틀어진 상태여서 조금만 서 있거나 걸으면 발바닥에 통증이 심했다. 무엇보다 사고로 인한 극심한 스트레스 때문에 우울증이 왔다. 아이들을 가

르치는 교사로서의 삶에 만족하고, 사랑하는 가족과 늘 함께하니 전혀 우울할 일이 없는데도 때로는 살고 싶지 않다는 생각이 들면서 깊은 우울감에 빠지곤 했다.

 이 같은 증세를 개선하는 데 도움이 될까 싶어 발끝치기를 하기로 한 직후 정형외과를 찾았다. 의사가 내 골반과 다리를 옆으로 트는 순간 '악' 소리가 날 만큼 심한 통증이 일었다. 오른쪽 발꿈치와 발바닥의 통증이 특히 심했는데, 사고 후유증으로 골반부터 다리까지 근육이 굳어 있다는 진단을 받았다. 그런데 발끝치기를 시작하고부터 발바닥 통증이 점차 줄어들었다. 열흘 뒤 병원에서 다시 검사를 할 때는 이전처럼 골반과 다리를 틀었는데도 통증이 느껴지지 않았다. 이후 우울감도 확실히 줄어든 것을 느낄 수 있었다.

십여 년을 함께해온 기운찬 운동

불면증, 피로, 스트레스 완화

권대한 44세, 유아용품 제조업체 대표

회사 경영만 해도 만만치 않지만 수년 전부터 역사의식 회복을 위한 NGO 활동을 하면서 대학원 공부도 시작했다. 내가 이렇게 의욕적으로 활동할 수 있게 된 데는 발끝치기의 도움이 아주 크다. 스트레스를 받아 지치고 피로할 때면 바로 발끝치기를 한다. 그러면 몸과 마음에 다시 에너지가 충전되는 것을 느낀다.

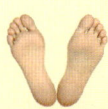

지금의 사업을 시작한 지는 5년째다. 30대 초반까지 삶에 대한 고민을 많이 했는데, 우연히 직장 동료의 책상에 놓여 있던 책 한 권을 집어든 이후 새로운 삶의 길을 찾게 되었다. 발끝치기도 그 책이 인연이 되어 하게 되었고, 그로부터 어느덧 10년의 시간이 흘렀다.

당시 내가 찾아간 곳은 단전호흡 수련을 하는 센터였다. 처음에는 내가 어디가 아픈 줄도 몰랐다. 이후 수련을 하면서 몸에 대해 알게 되고, 몸의 변화와 함께 의식의 변화도 깊이 체험하게 되었다. 그때 특히 많이 했던 수련이 발끝치기였다. 수련을 시작하기 전 내 몸무게는 90킬로그램이었는데 6개월 뒤 10킬로그램이 줄었고, 이후 그 몸무게를 계속 유지하고 있는 것도 십여 년간 꾸준히 발끝치기를 해온 덕분이 아닐까 생각한다.

이전에 나는 회식자리를 무척 난감해 했다. 고기를 좋아하면서도 배가 찬 편이라 술과 고기를 함께 먹으면 곧잘 탈이 났기 때문이다. 그런데 발끝치기로 몸 관리를 하면서부터는 아랫배가 따뜻해져 배탈이 나는 일이 없어졌.

밤에 이런저런 생각에 시달리며 잠을 이루지 못할 때도 많았는데 지금은 누가 데려가도 모를 만큼 깊은 잠을 잔다.

피곤함을 느낄 때 이를 해소하는 제일 빠르고 간단한 방법 역시 발끝치기다. 사무실에서 일하다가 오후 3시가 되면 발끝치기를 5분 정도 하고 다시 일을 한다. 5분 동안 에너지가 충전되는 것을 확실히 느낄 수 있다.

이렇듯 몸과 마음에 기운을 채워주는 방법을 한 가지라도 꾸준히 실행하면 건강하고 행복한 삶에 큰 도움이 된다. 발끝치기처럼 간단하고 쉬운 방법이라면 더욱 좋지 않을까.

20대 때보다 훨씬 좋아진 40대 체력

결핵 후유증, 하체 통증 치유

정영일 47세, 자영업

20대 후반에 결핵을 앓았다. 길 가다가 각혈을 하고 쓰러져 병원에 실려 가서야 폐에 구멍이 나 있는 것을 발견했다. 늘 피곤해서 아침에 일어나기 힘들고 밤에는 불면증에 시달렸는데 이것도 결핵 때문에 나타나는 증상이라고 했다.

이때부터 바로 결핵 치료를 시작했다. 다행히 결핵 증세는 나아졌으나 약을 복용하는 기간이 길어지면서 면역력이 떨어지고, 여름에도 겨울 이불을 덮고 자야 할 정도로 몸에 냉기가 심했다. 불면증도 여전했다.

이뿐만이 아니었다. 내게는 또 다른 고통이 있었다. 중학생 때 발차기를 하다가 뒤로 넘어져 선골(척추 끝부분에서 꼬리뼈와 이어지는 역삼각형 모양의 뼈)을 다쳤는데, 이후 허리가 아파서 아침에 일어나지 못할 때가 종종 있었다. 선골 염좌였다. 게다가 군복무 중에 무릎을 크게 접질린 뒤로는 계단을 잘 오르지 못할 만큼 무릎 상태도 좋지 않았다. 한마디로 하체가 말이 아니었다.

이런 상태에서 십여 년 전, 지인의 권유로 수련을 시작했다. 그때 수련 경험이 많은 회원 한 분이 내게 발끝치기를 하루에 1,000번씩 꼭 해보라고 했다. 수련 선배가 적극 권하니 그날로 바로 시작했는데, 내 몸 상태로 1,000번을 단번에 하기는 무리였다. 하지만 여러 차례 나눠서 하더라도 매일 1,000번의 발끝치기를 꼬박꼬박 채워나갔다.

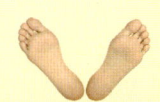

가장 먼저 나타난 변화는 잠을 잘 자는 것이었다. 늘 불면증에 시달리고 가위눌림도 자주 겪었는데 밤새 숙면하는 날들이 이어졌다. 불면증과 함께 어깨를 무겁게 짓누르던 피로감도 사라졌다. 이것만으로도 정말 만족스러웠다.

6개월 동안 날마다 빠짐없이 발끝치기를 하고 마침 결핵 정기검진을 받던 날, 또 한 번 놀라운 일이 일어났다. 결핵 흉터는 대개 없어지지 않는다고들 하는데 흉부 엑스레이상에 흉터가 보이지 않았던 것이다. 의사는 어떤 이유인지는 모르나 간혹 결핵 흉터가 없어지는 경우가 있다고 했다. 흉터가 사라진 사진을 보며 몸이 가진 자연치유의 힘을 크게 절감했다.

선골 염좌와 무릎 통증도 깨끗이 나았다. 골반을 바로잡으면 다른 부분도 더불어 좋아진다는 것, 발끝치기가 바로 그것을 가능하게 하는 운동이라는 것을 나는 체험으로 확실히 알고 있다. 나처럼 몸에 통증을 겪는 사람을 만나면 발끝치기를 권하고, 이후에 좋아졌다는 이야기도 숱하게 듣는다. 발끝치기는 고통스러운 삶을 치유해 준 정말 고마운 운동이다.

자장가처럼 나를 재워준 발끝치기

뇌수술 후유증 치유

김하선 29세, 대학생

2009년 크리스마스는 내 인생에서 잊을 수 없는 날이다. 그런데 그날의 기억이 내 머릿속에는 남아 있지 않다. 전날 오토바이를 타고 가다가 교통사고를

당해 뇌수술을 받아야 했기 때문이다. 이후 생사를 넘나드는 고비를 넘기며 네 번의 뇌수술을 받았다. 다행히 의식은 찾았지만 반신마비 증세로 움직이지 못하고 말도 할 수 없는 상태였다. 더구나 통증과 경련 때문에 잠을 이루지 못해 더욱 고통스러웠다.

그러던 어느 날, 엄마가 두 손으로 내 발끝을 잡고 흔들듯이 톡톡 부딪치기를 반복했다. 그런데 잠시 뒤 눈이 스르륵 감기면서 잠이 왔다. 평소에 잠자리에서 발끝치기를 자주 해오던 엄마가 아들이 잠을 좀 잘 수 있기를 바라는 마음으로 한번 해보신 것이었다. 엄마의 바람대로 발끝치기는 부드러운 자장가처럼 나를 잠들게 했다.

이후 온 가족이 돌아가면서 발끝치기를 해줬고, 면회 온 친구들도 한 번씩 발끝치기를 해주고 돌아갔다. 형이 발끝치기를 해주다가 졸려서 잠시 멈출 때면 손짓으로 발을 가리키며 좀더 해달라고 했다. 움직이지도 못하고 말도 못해 답답하던 몸과 마음이 발끝치기를 하면 편안해졌고, 병원에서 처방한 수면제 없이도 잠을 잘 잤다.

의학적으로는 발끝치기가 일종의 자극치료로써 회복에 도움이 됐을 거라고 한다. 그러나 내가 체험한 것은 그 이상이었다. 수술을 담당했던 의사가 놀랄 만큼 상태가 빨리 호전되어 나는 마침내 일 년 넘는 병원 생활을 끝내고 재활의 시간을 거쳐 일상의 삶으로 돌아왔다.

지금 나는 새롭게 얻은 삶의 기회를 소중하게 쓰기 위해 대학 전공을 다시 선택하고, 아르바이트 하면서 여행도 다니고, 운동도 꾸준히 하면서 삶의 희망을 키워나가고 있다.

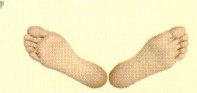

내 몸을 믿게 해준 신통한 운동

두드러기 치유, 체중 감량

김효중 46세, 재무 컨설팅

어느 날, 거울 속에 괴물이 나타났다. 입술이 두툼하게 부풀어 오르고 얼굴과 두피, 팔다리, 몸통까지 우툴두툴하고 붉은 두드러기로 뒤덮인 내 모습은 '겁나게' 흉했다. 남편과 아들은 '슈렉'이라며 웃었다. 나는 웃을 수가 없었다. 혀가 부어올라 숨쉬기조차 힘들고, 입안에 칫솔도 들어가지 않는 상황이 정말 겁나고 무서웠다.

피부과에서는 두드러기 증상인 '맥관부종'이라고 했다. 직접적인 원인을 명확히 알기 어려운 일종의 면역질환이었다. 주사를 맞고 약을 처방받아 먹었지만 두드러기는 여전히 시시때때로 출몰했다. 어떤 날은 된장국만 먹어도 두드러기가 났는데, 그러다 보니 사람 만나는 것을 피하게 되어 직장 일을 계속 하기도 어려워졌다. 항히스타민제를 오래 복용한 탓인지 무기력하고 삶에 대한 의욕이 모두 사라지는 느낌이 들 때면 더욱 힘들었다. 한의원도 여기저기 찾아다녔다. 피부과 약을 끊지 않으면 약을 처방해 줄 수 없다는 한의사의 말에 어떡해야 하나 고민하다가 결국 약을 끊는 것이 두려워서 그냥 나오곤 했다.

일 년 넘게 두드러기 증세를 겪으며 '내가 뭘 잘못한 걸까' 하는 생각을 매일 했다. 그러다 보니 나의 모든 것이 잘못된 것 같은 부정적인 생각에 빠져들어 삶을 포기하고 싶은 마음이 들기도 했다. 하지만 그럴 수는 없는 일. 나

는 일단 모든 것을 끊어보기로 마음먹고 서둘러 한 단식원을 찾아갔다. 그곳에서 열흘 동안 단식 프로그램에 참가했는데, 그 프로그램 중에 발끝치기가 있었다. 그동안 이런저런 운동을 해봤지만 발끝치기는 참 신통한 운동이었다. 앉거나 누운 편한 자세로 하면서도 온몸이 풀리고 마음까지 편안해졌다. 단식 중에 하기에도 부담 없는 운동이어서 더 집중적으로 열심히 했다.

그런데 삼일째 문제가 생겼다. 단식을 시작하면서 약을 끊었는데, 삼일째 되는 날 몹시 가려운 증세가 나타났다. 두드러기가 올라오자 다들 걱정하며 서둘러 병원에 가라고 했다. 나도 겁이 났다. 병원에 갈 것인가, 내 몸을 믿고 버틸 것인가. 두려움 속에 밤새 고민하다가 동이 트는 새벽 하늘을 보며 선택을 했다. 내 몸을 믿기로. 다행히 두드러기는 다음날부터 조금씩 가라앉았다.

단식원에서 할 일이라곤 운동과 휴식이 전부다. 남은 날 동안 발끝치기를 신나게 하면서 잘 자고 잘 쉬며 오로지 내 몸과 마음을 돌보는 데 집중했다. 단식 일정을 무사히 마치고 돌아온 이후에도 발끝치기를 계속했다. 어느새 습관처럼 익숙해지기도 했고, 무엇보다 하고나면 기운이 나고 기분이 좋아져서 자꾸 하게 됐다.

얼마 뒤부터는 몸무게가 눈에 띄게 줄어들기 시작했다. 두드러기 증세를 겪으면서 스트레스 때문인지 체중이 계속 늘었는데, 평소처럼 먹으면서도 몸무게가 줄더니 6킬로그램이 빠졌다. 이후 지금까지 이 몸무게를 유지하고 있다.

지금 두드러기 증상은 완전히 없어졌고, 오히려 피부가 맑다는 얘기를 종종 듣는다. 재무 컨설팅 일도 다시 시작해서 최상위 실적을 올리고 있다. 요즘엔 사람 만나는 일이 가장 즐겁다.

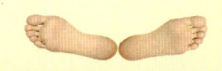

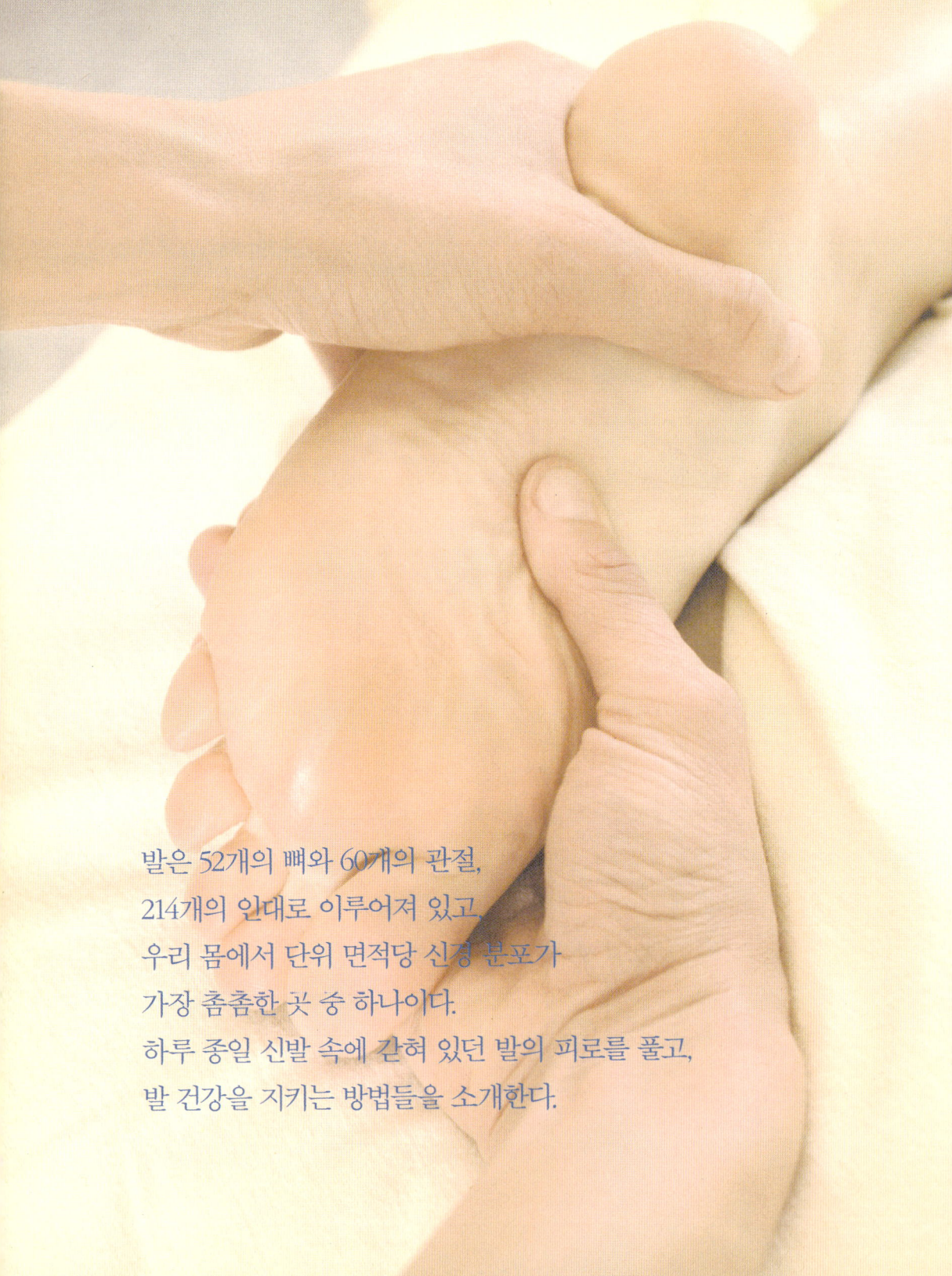

발은 52개의 뼈와 60개의 관절,
214개의 인대로 이루어져 있고,
우리 몸에서 단위 면적당 신경 분포가
가장 촘촘한 곳 중 하나이다.
하루 종일 신발 속에 갇혀 있던 발의 피로를 풀고,
발 건강을 지키는 방법들을 소개한다.

5 발 건강법

머리와 심장에서 가장 먼
발 건강을 위하여

우리 발은 52개의 뼈와 60개의 관절, 214개의 인대로 이루어져 있고, 수많은 혈관이 분포해 있다. 또한 발은 인체에서 단위 면적당 신경 분포가 가장 촘촘한 곳 중의 하나이기도 하다.

이렇듯 복잡하고 정교하고 섬세한 구조를 가진 발임에도 발에 대한 관심은 지나치게 빈약하다. 하이힐을 신는 여성은 자신의 발과 신발 중에서 어떤 것에 더 관심이 있을까? 구두를 신고 딱딱한 포장도로 위를 걸으면서 발과 척추에 가해지는 충격을 의식하는 사람이 얼마나 될까?

하루 종일 신발 속에 갇혀 있던 발의 피로를 풀고, 발 건강을 지키는 방법 몇 가지를 소개한다.

발 마사지

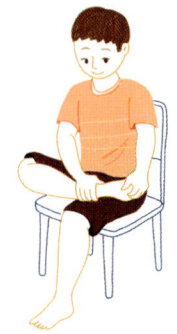

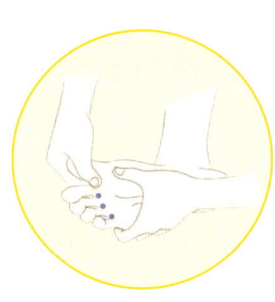

1. 의자에 앉거나 바닥에 앉는다.
2. 한쪽 발을 다른 쪽 허벅지 위에 얹는다.
3. 한손으로 발바닥을 쥐고 다른 손의 엄지와 검지를 이용하여 발가락과 발가락 사이를 꼭 쥐듯이 잡는다.
4. 엄지와 검지를 살살 비비면서 깊게 10회 정도 자극을 준다.
5. 각 발가락 사이를 같은 방법으로 자극한다.

6. 다음은 발바닥과 발등을 마사지한다.
7. 먼저 발바닥 뼈 사이의 움푹한 곳을 양손 엄지손가락을 이용해 골고루 눌러준다.
8. 그 다음에는 양손으로 발을 감싸고 엄지손가락으로는 발바닥, 나머지 네 손가락으로는 발등을 꾹꾹 눌러준다.

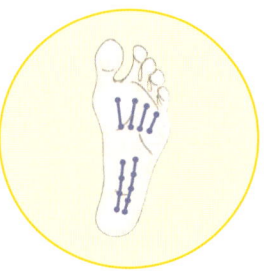

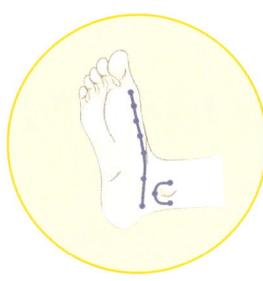

9. 발 안쪽 날(엄지발가락부터 발뒤꿈치까지) 부분을 양손 엄지손가락으로 꼼꼼히 눌러준다.
10. 안쪽 복숭아뼈 주위를 엄지손가락으로 눌러준다.
11. 발을 바꿔서 같은 방법으로 마사지한다.

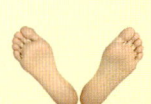

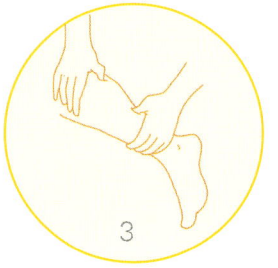 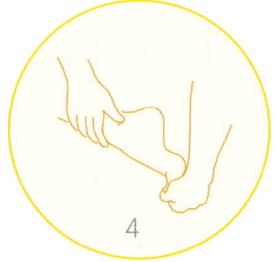 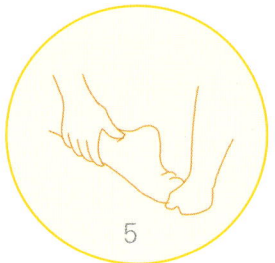

1 같은 자세로 발목부터 발가락까지 풀어 줄 수 있다.
2 한손으로는 발목을 잡고, 다른 한손으로는 발끝을 잡는다(오른손으로 오른쪽 발목, 왼손으로 왼쪽 발목을 잡는다).

3 발목을 잡은 손의 엄지손가락으로 복숭아뼈 주변과 아킬레스건을 눌러준다.
4 발끝을 잡은 손으로 발가락을 발등 쪽으로 지그시 10초 정도 밀어준다.
5 이번에는 발가락을 발바닥 쪽으로 10초 정도 밀어준다.

6 마무리 동작으로 발목을 크게 돌려준다. 발목을 잡은 손과 발끝을 잡은 손을 이용해 발목을 천천히 돌리면 된다. 안에서 밖으로 10회, 밖에서 안으로 10회 돌린다.
7 양손으로 종아리부터 발목, 발바닥, 발가락까지 고루 눌러준다.
8 발을 바꿔서 같은 방법으로 마사지한다.

▶ 대야에 물을 받아 발을 씻는 경우에는 양손으로 발가락 사이사이를 닦으면서 가볍게나마 마사지 효과를 얻을 수 있다. 그런데 샤워가 생활화된 요즘에는 발을 예전만큼 꼼꼼히 닦지 않는 경우가 많다.
온종일 신발 속에 갇혀 있던 발을 잘 씻어내고 발 마사지를 해주면 발의 피로를 푸는 데 도움이 된다. 약간의 오일이나 크림을 이용하면 더 부드럽게 마사지 할 수 있고, 피부 보습 효과도 있다. 족욕을 한 뒤에 마사지를 해주면 마사지 효과를 더욱 높일 수 있다.

발바닥 신경 자극하기

인간이 직립보행하면서 양손이 자유로워진 것은 뇌가 폭발적으로 성장하는 계기가 되었다. 손과 발이 제각각 기능하면서 뇌의 운동기능은 갈수록 정교하게 발달했다.

중력에 저항하는 직립보행을 하기 위해서는 발바닥의 역할이 특히 중요하다. 발바닥에는 촉각수용기가 있어서 발바닥에 압력이 가해지면 뇌로 이 신호를 즉시 올려 보낸다. 발바닥에서 뇌로 올려 보낸 신호는 뇌에서 전정기관 정보, 시각 정보, 기타 촉각 정보와 결합하고, 이에 따라 뇌는 몸으로 보행 운동 명령을 내려 보낸다.

아기가 태어나서 첫걸음을 떼고 뜀박질을 할 때까지 만들어진 신경세포의 연결이 이후에 우리가 민첩하고 원활하게 움직일 수 있는 운동기능의 토대를 이룬다. 그런데 차츰 나이를 먹으면서 촉각수용기의 예민함이 감소하면 발바닥에서 뇌로 올려 보내는 신호들이 흐릿해지고 평형감각이 퇴화하면서 보행이 균형을 잃고 흔들리게 된다.

백세 시대를 누리는 데 가장 필요한 요건 중의 하나가 건강한 직립보행이다. 균형 잡힌 걸음걸이는 뇌 건강과도 직결된다.

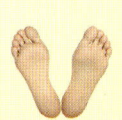

유럽에서 이루어진 연구들을 보면, 늘 포장도로만 걷는 노인보다 규칙적으로 자갈길을 걷는 노인의 평형감각이 더 잘 유지된다고 한다. 산책로에 마련된 자갈길을 걷거나, 실내에서 지압판 또는 지압 슬리퍼 등을 사용하는 것도 좋다. 도구를 이용해 발바닥을 고루 자극하는 방법도 권할 만하다.

다음에 소개하는 동작은 도구 없이 발바닥의 신경을 자극하고 발달시키는 효과가 있다. 한발로 서서 몸의 균형을 잡는 동작이 발바닥 촉각수용기의 반응을 활발하게 하고, 하체의 힘을 길러준다.

한 발 앞으로 들기

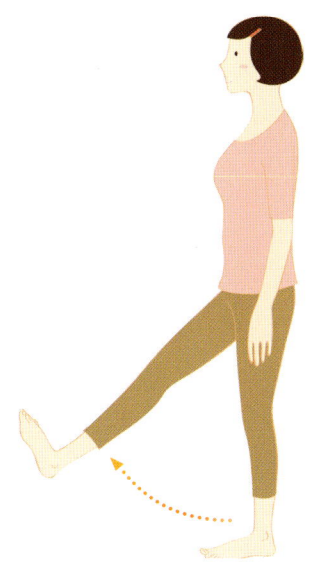

1. 양발을 가볍게 붙이고 선다.
2. 한쪽 다리는 그대로 두고, 다른 쪽 다리는 무릎을 편 상태에서 천천히 앞으로 45도 가량 들어올린다.
3. 들어올린 다리의 발끝을 몸통 쪽으로 당긴다. 종아리와 무릎 뒤가 은근히 당기는 것을 느끼면서 몸의 중심을 잡는다.
4. 아랫배에 힘을 주면서, 들어올린 다리를 위로 조금씩 더 밀어올린다. 허벅지에 점점 힘이 들어간다.
5. 아랫배, 허벅지 위쪽, 종아리 뒤쪽에 긴장을 느끼면서 마음속으로 하나에서 열까지 센다.
6. 들었던 다리를 천천히 바닥에 내려놓는다.
7. 다리를 바꿔 같은 방법으로 한다.

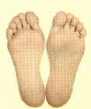

한 발 뒤로 들기

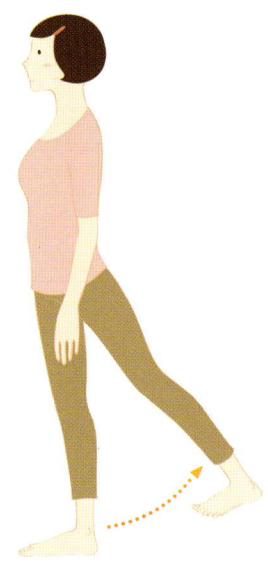

1 양발을 가볍게 붙이고 선다.
2 한쪽 다리는 그대로 두고, 다른 쪽 다리는 무릎을 편 상태에서 뒤로 밀듯이 천천히 들어올린다. 이때 몸통이 앞으로 숙여지지 않도록 한다.
3 뒤로 든 다리의 발끝을 몸통 쪽으로 당겨서 종아리와 무릎 뒤가 지그시 당겨지게 하고 몸의 중심을 잡는다.
4 아랫배에 힘을 주면서 다리를 조금 더 뒤로 밀면서 허리부터 엉덩이에 힘이 들어가게 한다.
5 마음속으로 하나에서 열까지 세면서 허리와 엉덩이, 허벅지에 긴장을 느끼도록 발끝을 당기는 정도와 다리 뒤로 밀어올리는 정도를 조절한다.
6 들었던 다리를 천천히 바닥에 내려놓는다.
7 다리를 바꿔 같은 방법으로 한다.

한 발 옆으로 들기

1 양발을 가볍게 붙이고 선다.
2 한쪽 다리는 그대로 두고, 다른 쪽 다리는 무릎을 편 상태에서 천천히 옆으로 들어올린다. 이때 상체가 반대쪽으로 쏠리지 않게 한다.
3 들어올린 다리의 발끝을 몸통 쪽으로 당겨서 종아리와 허벅지 바깥쪽이 당겨지도록 하고 몸의 중심을 잡는다.
4 아랫배에 힘을 주면서 다리를 조금씩 더 옆으로 밀어준다.
5 마음속으로 하나에서 열까지 세면서 아랫배와 허벅지 바깥쪽, 종아리 뒤쪽에 긴장이 느껴지도록 발끝을 당기는 정도와 다리를 들어올리는 정도를 조절한다.
6 들었던 다리를 천천히 바닥에 내려놓는다.
7 다리를 바꿔 같은 방법으로 한다.

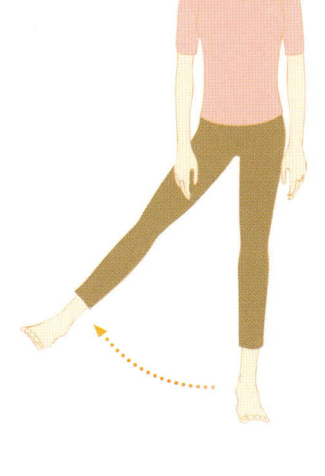

효과 : 동작을 하는 동안 바닥에 디딘 발바닥에서 수없이 무게중심이 이동하는 것을 느낄 수 있다. 동작하면서 균형 잡기가 어려우면 발끝을 당기는 동작 한 가지에만 집중한다.

균형 잡기가 차츰 익숙해지면 발끝을 당기고, 다리를 밀어올리고, 뱃심을 올리고, 발바닥의 중심을 느끼는 감각에 전체적으로 집중해본다. 동작을 하면서 집중하는 포인트를 느끼는 것은 인지능력을 향상시키는 데 도움이 된다.

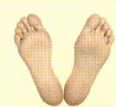

앞으로 다리 접고 한 발로 중심 잡기

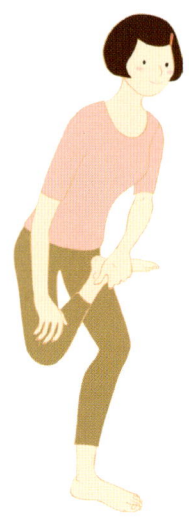

1 양발을 가볍게 붙이고 선다.
2 한쪽 다리는 그대로 두고, 다른 쪽 다리는 닭싸움하듯이 들어서 허벅지 위에 올려놓는다.
3 한 손은 발목, 다른 한 손은 무릎을 가볍게 잡는다.
4 서 있는 다리의 무릎을 천천히 굽히면서 상체를 조금씩 낮춘다. 이때 엉덩이를 뒤로 빼면서 허리가 굽지 않게 한다.
5 들어올린 다리의 고관절 바깥쪽이 지그시 당겨지도록 무릎을 구부린 각도와 상체를 숙이는 각도를 조금씩 조절한다. 균형을 잡은 상태에서 호흡을 천천히 다섯 번 한다.
6 들어올린 다리를 내려놓는다.
7 다리를 바꿔 같은 방법으로 한다.

효과 : 이 동작은 균형을 잡으면서 고관절의 바깥쪽을 늘여준다. 무릎을 굽히는 정도와 허리를 곧게 펴는 것에 집중하면서 자세를 취한다.

뒤로 다리 접고 한 발로 중심 잡기

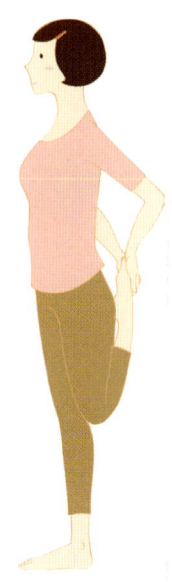

1 양발을 가볍게 붙이고 선다.
2 한쪽 다리는 그대로 두고, 다른 쪽 다리의 무릎을 굽혀 발꿈치가 엉덩이에 닿을 정도로 올린다. 올린 발을 양손으로 잡는다.
3 발이 엉덩이에 더 가까워지도록 양손으로 좀더 잡아당긴다.
4 허리를 세워서 상체를 바로 하고, 굽힌 무릎을 조금씩 더 뒤로 밀면서 허벅지 앞쪽에서 아랫배까지 당기는 것을 느껴본다.
5 무릎을 계속 뒤로 밀어내면서 호흡을 천천히 다섯 번 한다.
6 올린 다리를 내려놓는다.
7 다리를 바꿔 같은 방법으로 한다.

효과 : 균형을 잡으면서 고관절의 앞부분과 허벅지 앞부분을 늘여주는 동작이다. 특히 허리를 바로 세우고, 골반을 앞으로 지그시 밀어주면서 고관절 앞부분을 늘이는 것에 집중한다.

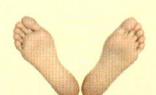

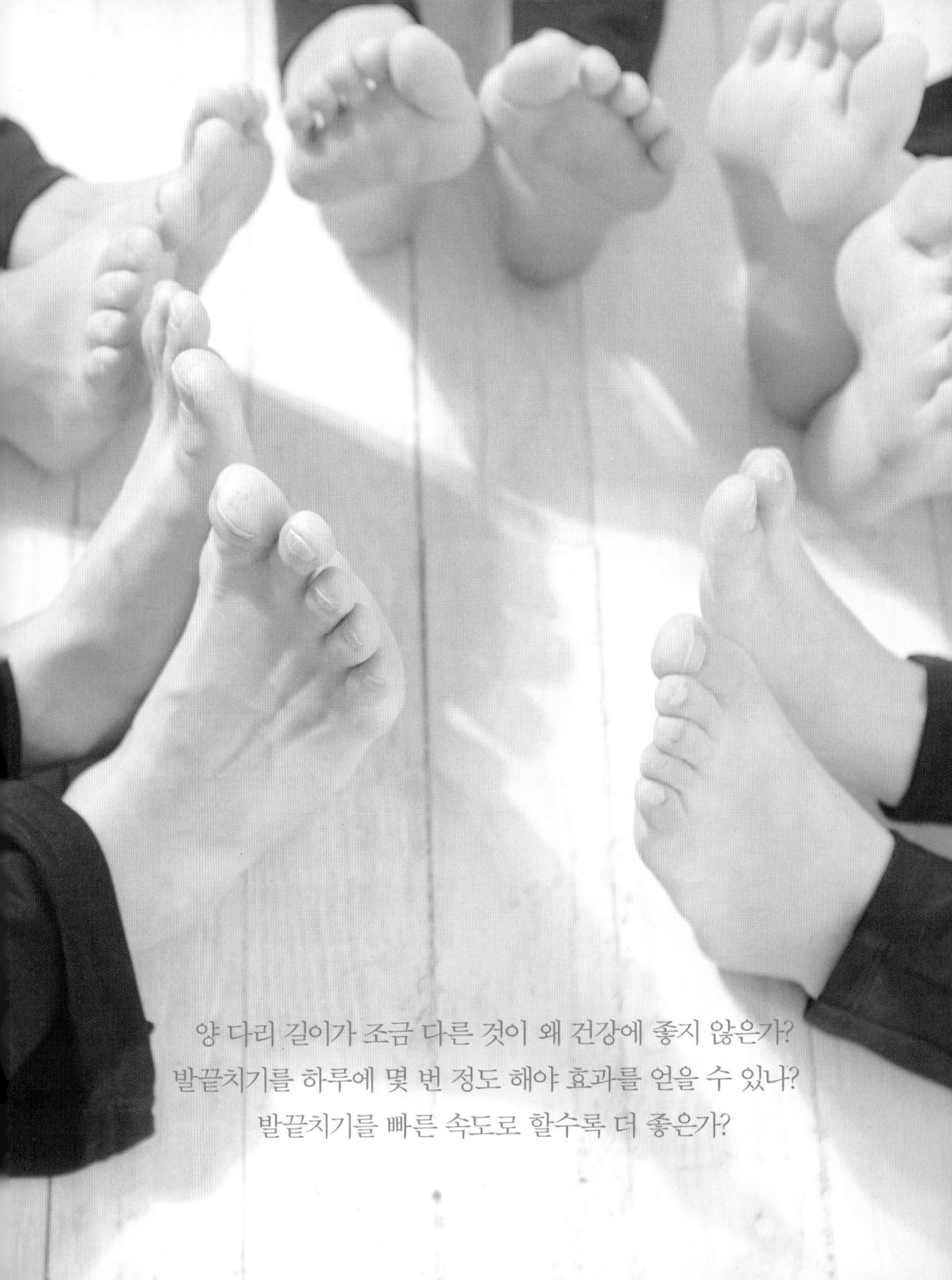

양 다리 길이가 조금 다른 것이 왜 건강에 좋지 않은가?
발끝치기를 하루에 몇 번 정도 해야 효과를 얻을 수 있나?
발끝치기를 빠른 속도로 할수록 더 좋은가?

6

발끝치기 Q&A

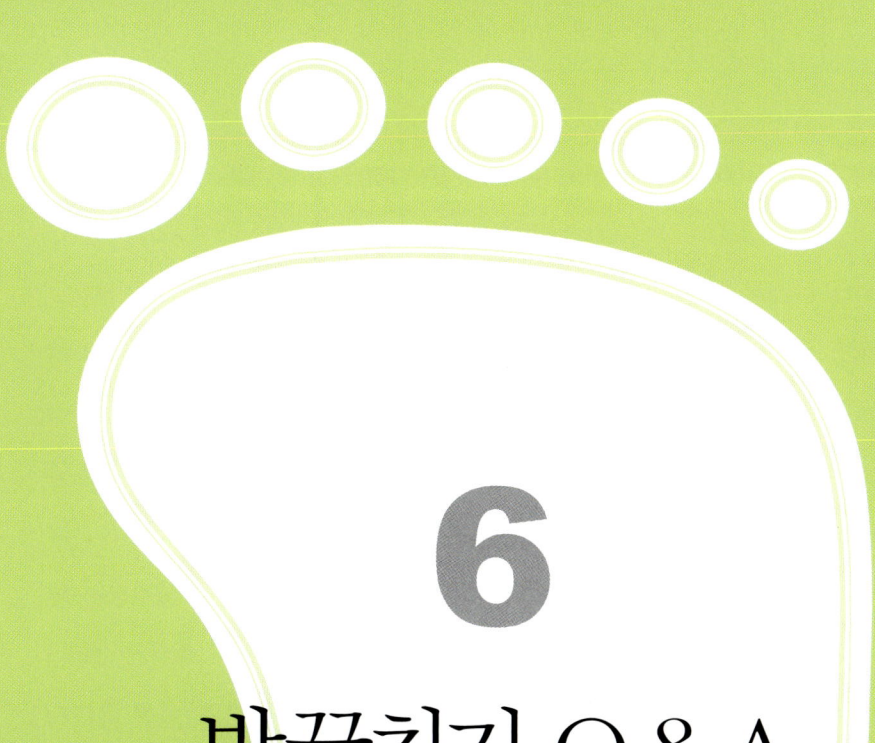

Q 양 다리의 길이가 조금 다른 것이 왜 건강에 좋지 않은가?

A 대부분의 사람이 바르지 못한 자세 때문에 양쪽 다리 길이가 조금씩 다르다. 자세가 바르지 못해서 고관절, 골반, 척추 부위에 생긴 불균형을 방치하면 그에 따른 이상 증세가 우리 몸 곳곳에서 나타난다. 우선 뼈가 틀어지면 주변 근육과 인대, 신경이 두루 영향을 받아 통증을 비롯한 신체 기능 이상을 불러온다.

척추의 경우, 척추 마디에서 갈라져 나온 신경들이 여러 내장기관과 연결되어 있기 때문에 척추가 틀어지면 내장기관에도 이상이 생기기 쉽다. 다리 길이 차이로 알 수 있는 질환은 30쪽에 정리되어 있다. 왼쪽 다리가 긴 경우와 오른쪽 다리가 긴 경우, 각각 발생할 수 있는 증상과 질환이 다르다. 고관절, 골반, 척추가 제 위치를 바로잡으면 불균형에서 비롯한 증상들은 차츰 개선된다.

Q 발끝치기를 하루에 몇 번 정도 하면 되나?

A 발끝치기를 하루에 몇 번 할 것인지, 한 번 할 때 횟수와 속도는 어떻게 할 것인지 등은 자신의 몸 상태에 맞게 정하면 된다. 먼저 발끝치기를 처음 할 때 자신이 몇 번이나 할 수 있는지 세어 본다. 이후부터는 한 번 할 때 그 횟수만큼 하고, 차츰 횟수를 늘려나간다.

근육과 관절에 큰 문제가 없는 경우, 하루 1,000~3,000번 정도 해준다.

건강 목표를 정하고 효과를 얻고자 할 때는 5,000번까지 해도 좋다. 아침 저녁에 최대한 많이 하고, 이후 틈나는 대로 횟수를 채운다.

Q 발끝치기를 빠른 속도로 할수록 더 좋은가?

A 빨리 해도 좋고 천천히 해도 좋다. 몸에 맞게, 그때그때 컨디션에 맞게 속도를 조절하면 된다. 발끝치기의 핵심은 '발'이 아니다. 발끝치기의 효과를 내는 핵심은 고관절과 하단전 시스템이다. 이 시스템이 활성화하면서 면역력과 자연치유력이 향상되어 발끝치기의 여러 효과가 나타나는 것이다.

Q 발끝치기를 3분쯤 쉬지 않고 하면 양쪽 고관절 부위를 중심으로 뻐근한 통증이 느껴진다. 이럴 때 발끝치기를 계속해도 괜찮은가?

A 뻐근한 정도의 통증은 근육이 자극을 받아 단련되는 과정에 발생하는 느낌이다. 어떤 운동이든 그 정도의 느낌이 있을 때까지 해야 단련이 되고 체온이 올라간다. 뻐근한 통증이 있을 때 아프다고 멈추지 말고 조금만 더 계속하는 것이 좋다. 그랬을 때 운동 효과를 좀더 얻을 수 있다.

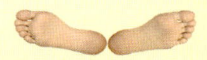

Q 발끝치기는 어떤 사람이 하면 좋은가?

A 발끝치기는 누구에게나 좋은 운동이다. 자신의 몸 상태에 맞게 횟수, 시간, 자세 등을 조절하면 된다. 특히 자기 힘으로 걷거나 뛸 수 없는 경우, 병증으로 쇠약해져서 운동을 하기 어려운 경우, 치료 후 회복 단계에 있는 경우에 누워서도 앉아서도 할 수 있는 발끝치기는 더욱 적합한 운동이다.

몇 년 전, 낙마 사고로 허리를 다쳐 꼼짝 못 하고 누워 있어야 했던 때가 있었다. 당시 일어나 앉아 있기도 힘들었기 때문에 온종일 누워서 시시때때로 발끝치기를 했다. 덕분에 병원에서 예측한 회복 기간보다 훨씬 빨리 일어나 걸을 수 있었다.

Q 발끝치기는 언제 하면 더 효과적인가?

A 아침저녁으로 잠자리에서 5분씩 하는 것이 발끝치기의 기본이자 가장 큰 효과를 얻을 수 있는 순간이다. 발끝치기는 조금만 해도 기혈순환을 원활하게 하여 컨디션을 향상시키므로 아침저녁뿐 아니라 언제든지 해도 좋다.

아침 발끝치기 : 잠자리에 누워서 기지개 켜듯 양손을 머리 위로 올려 깍지를 끼고 발끝치기를 한다. 이 자세로 하면 온몸의 기혈순환이 더 활발

해진다. 잠에서 깨어난 직후는 인대의 결합이 다소 느슨하고 근력도 약해진 상태이므로 발끝치기를 가볍게 해주는 것이 좋다.

저녁 발끝치기 : 잠자리에 누워서 양손을 몸통 옆에 45도 정도로 편안하게 내려놓는다. 일과를 마치고 심신이 고단한 상태이므로 긴장을 풀기 위해 심호흡을 몇 번 한 다음 발끝치기를 시작한다. 숙면을 위해서는 잠들기 전에 심장박동수가 올라가는 운동을 삼가는 것이 좋으므로 힘들지 않을 정도로 한다.

잠자기 전에 하는 발끝치기는 낮 동안 쌓인 기혈순환의 정체를 풀고, 숙면을 돕는다. 불면증이 있는 경우에는 발끝치기를 기본 속도보다 조금 더 천천히 하면서 마음속으로 숫자를 세거나 조용히 호흡을 한다.

사무실에서 하는 발끝치기 : 의자에 앉은 채로 다리를 되도록 높이 들고 발끝치기를 빠른 속도로 한다. 긴장해 있거나 지친 심신 상태를 개선하고, 머리를 맑게 해준다. 틈틈이 시간을 내어 한번에 3분 정도씩 한다.

등산 전후에 하는 발끝치기 : 평소에 발끝치기를 꾸준히 해두면 등산이나 골프 같은 야외 활동을 하고 난 이후에 근육의 피로감이 훨씬 덜하다. 등산 도중에 잠깐 쉬어 갈 때도 앉은 자리에서 발끝치기를 해주면 허리부터 다리와 발의 피로를 푸는 데 도움이 된다. 등산을 마치고 집에 돌아가 잠자리에 들어서도 발끝치기를 잊지 말자. 다음날의 거뜬한 기상을 위해!

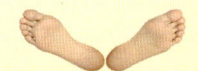

Q 발끝치기를 다른 방법으로도 할 수 있나?

A 벽에 발을 차올리고 물구나무서서 발끝치기를 하는 방법이 있다. 이런 자세로 1분만 하면 최근의 운동 트렌드인 '고강도 운동'과 '코어 운동'의 효과를 얻을 수 있다.

누워서 양 다리를 들고 발끝치기를 해도 좋다. 이 역시 발끝치기의 운동 강도를 높여주는 동작이다.

여러 사람과 함께 하는 방법도 있다. 저녁이나 주말에 가족이 다함께 둘러앉아 발끝치기를 해보자. 돌아가면서 100번씩 소리 내어 세다 보면 1,000번은 금방 하게 된다. 때로는 누가 제일 많이 하나 시합을 해서 1등에게 상을 주는 것도 재미있을 것이다.

Q 발끝치기 할 때 호흡은 어떻게 하는 것이 좋은가?

A 하단전에 의식을 집중하고 천천히 복식호흡을 한다. 몸이 복식호흡을 할 수 있는 준비가 되지 않은 상태에서 무리하게 복식호흡을 하려고 할 필요는 없다. 가슴에 답답함을 느끼지 않고 편안한 복식호흡을 할 수 있으면 발끝치기 하는 동안 눈을 감고 호흡에 집중한다.

발끝치기 속도를 높일 때는 호흡을 잠시 멈추고 하면 체열이 더 빨리 올라간다. 숨을 멈추면 부교감신경이 자극돼 이완 효과도 커진다.

Q 발 건강을 지키는 방법에는 어떤 것들이 있나?

A 발은 52개의 뼈와 60개의 관절, 214개의 인대로 이루어진 정교하고 섬세한 기관이다. 또 수많은 혈관과 함께 신경이 매우 촘촘하게 분포해 있는데, 나이가 들어 발바닥 감각이 퇴화하면 균형을 잃고 넘어지는 일이 잦아진다. 따라서 뇌에서 발로 내려가는 운동신호와 발에서 뇌로 올라가는 감각신호가 잘 소통되도록 발바닥을 꼼꼼하게 자극해주는 것이 좋다. 발 마사지는 발 건강을 넘어 뇌 건강을 지키는 방법이다. (발 마사지하는 방법은 73~74쪽 참조)

발에는 우리 몸에 분포하는 수많은 혈자리들 중에서 특히 주요한 혈자리가 여럿 자리하고 있다. **태충혈**(발등의 엄지와 검지 사이에서 5센티미터 정도 아래), **용천혈**(발바닥 중심선의 앞에서 3분의 1 지점), **곤륜혈**(발 바깥쪽 복숭아뼈와 아킬레스 건 사이) 등이 대표적이다. 마사지할 때 이 혈자리들을 집중적으로 눌러주면 좋다.

또한 발끝과 손끝은 경락의 시작점이자 끝점이 있는 곳이다. 그래서 발끝과 손끝을 자극해주면 경락 흐름을 살리는 효과가 있다. 발끝과 손끝을 자극하는 가장 간단하고도 효율적인 방법은 '털기'다. 일상생활 중에 틈틈이 손발을 툭툭 털어준다.

'모관운동'은 손발을 동시에 털어주는 방법이다. 누워서 손발을 팔 다리를 들고 힘을 뺀 상태에서 빠른 속도로 털어준다. 진동하듯이 최대한 털어준 다음 손발을 바닥으로 툭 떨어뜨리고 편안하게 호흡하면서 쉰다.

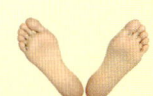

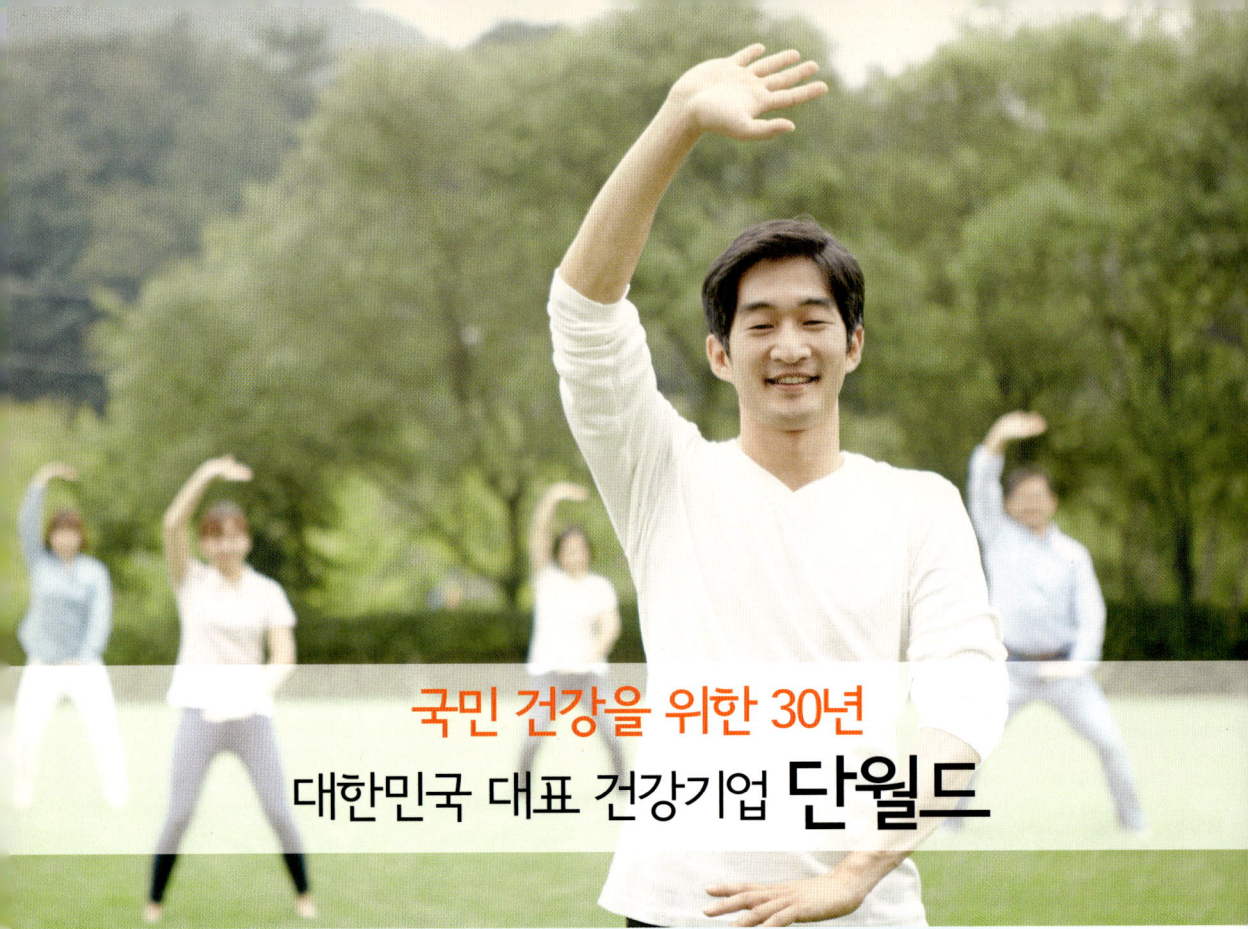

국민 건강을 위한 30년
대한민국 대표 건강기업 단월드

홍익정신을 세계화한 건강기업

단월드는 개인의 건강과 사회의 안녕을 실현하는 '홍익정신'을 대중화하고 세계화하기 위해 지난 30년 간 대한민국 대표 국민건강기업으로 성장해왔습니다. 단월드는 현재 국내에 250여 개 센터를 비롯해 미국·일본·중국·캐나다·영국·독일·브라질 등 해외 각지에 센터를 개설하여 다양하고 효과적인 심신 건강법을 전하고 있습니다.

국내외 무료 수련과 공익활동

단월드는 센터 외에도 공원, 노인대학, 군부대 등 전국 각지에서 무료 수련을 실시하고 있습니다. 또한 가족 인성 프로그램을 중심으로 한 힐링패밀리운동, 독거노인과 노숙자를 위한 무료 급식소 운영, 사랑의 쌀 나누기 등의 폭넓은 공익활동과 함께 국제 NGO를 통한 교육지원사업을 지속적으로 펼치고 있습니다.

해외에 한국의 우수한 정신문화 수출

고대로부터 이어온 선도 수련에 뿌리를 둔 한국식 명상을 현대화, 과학화하여 해외에 수출함으로써 우리 민족의 홍익철학과 우수한 정신문화를 세계에 널리 알리고 있습니다.

현대화·과학화한 심신 건강 프로그램

지난 30년 간 100여만 명이 그 효과를 체험한 단월드 수련은 심신 건강 증진 효과가 과학적으로 입증된 프로그램입니다. 단월드의 30년 건강 노하우를 담은 기체조와 호흡 명상 프로그램이 몸의 감각을 깨우고, 자기조절능력을 키우며, 자연치유력을 높여줍니다.

단월드 www.dahnworld.com 1577-1785
모바일 m.dahnworld.com
무료 온라인 수련 www.changetv.kr 힐링명상 체인지TV

Invitation

하루 한 시간
무료 오픈 클래스에 초대합니다

단월드 전국 각 센터에서는 '하루 한 시간 무료 오픈 클래스'를 운영합니다.
가까운 단월드 센터에 방문하면
'발끝치기'를 비롯한 여러 수련 프로그램을 무료로 체험할 수 있습니다.

가까운 센터 문의 : 1577-1785
www.dahnworld.com '가까운 센터 찾기' 서비스 이용

발끝치기

1판 1쇄 발행 2014(단기 4347)년 10월 15일
1판 2쇄 발행 2016(단기 4349)년 8월 30일

지은이·이승헌
펴낸이·심정숙
펴낸곳·(주)한문화멀티미디어
등록·1990. 11. 28. 제 21-209호
주소·서울시 강남구 봉은사로 317 논현빌딩 6층 (06103)
전화·영업부 2016-3500 편집부 2016-3510
http://www.hanmunhwa.com

편집·이미향 강정화 최연실 진정근
디자인 제작·이정희 목수정
경영·강윤정 권은주 | 홍보·박진양 조애리
영업·윤정호 조동희 | 물류·박경수

만든 사람들
기획 총괄·고훈경 | 책임 편집·방은진 | 디자인·이정희 | 일러스트레이션·류주영

ⓒ 이승헌, 2014
ISBN 978-89-5699-300-3 13690

잘못된 책은 본사나 서점에서 바꾸어 드립니다. 저자와의 협의에 따라 인지를 생략합니다.
본사의 허락 없이 임의로 내용의 일부를 인용하거나 전재, 복사하는 행위를 금합니다.